Dr. med. Manfred Möller

Asthma und chronische Bronchitis

Dr. med. Manfred Möller

Asthma und chronische Bronchitis

Erkennen   Behandeln
Notfallmaßnahmen

unter Mitarbeit von
Johannes Ebert

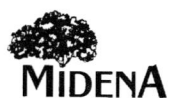

MidenA

Die medizinische Wissenschaft befindet sich in ständiger Entwicklung. Die Forschung an Universitäten, Kliniken und in der pharmazeutischen Industrie erbringt Tag für Tag Wissen, das in neue Behandlungsmethoden und Medikamente einfließt. Der vorliegende Ratgeber wurde mit größter Mühe und Sorgfalt geschrieben. Autoren, Redaktion und Verlag können aber dennoch keine Haftung für die Gültigkeit des Gesagten übernehmen. Der Leser ist in jedem Fall verpflichtet, die Beipackzettel der Medikamente genau zu lesen und alle Informationen über Dosierung, Nebenwirkungen und Gegenanzeigen zu berücksichtigen. Im Zweifelsfalle ist der Arzt oder Apotheker um Rat zu fragen, wie auch andere wichtige Entscheidungen zur Behandlung immer mit dem Arzt abzusprechen sind.

Die Deutsche Bibliothek – CIP-Einheitsaufnahme
Möller, Manfred:
Asthma und chronische Bronchitis : erkennen – behandeln – Notfallmaßnahmen / Manfred Möller. – Küttigen/Aarau : Midena, 1996
ISBN 3–310–00189–X

Midena Verlag, CH-5024 Küttigen/Aarau
© Deutsche Ausgabe 1996 Weltbild Verlag GmbH, Augsburg
Alle Rechte vorbehalten

Konzeption und Produktion: Hampp-Verlag, Würzburg/ MediText Dr. Antonic, Stuttgart
Zeichnungen: Dr. Michael und Christiane von Solodkoff; Winfried Bährle, Mario Esposito
Fotos: Astra Chemicals (4)
Umschlaggestaltung: Parzhuber & Partner, München
Satz: Bernd Hirschmeier, Aidlingen
Reproduktion: Lithostudio Lenhard, Stuttgart
Druck und Bindung: Print Centrum

Gedruckt auf umweltfreundlich chlorfrei gebleichtem Papier
Printed in the Czech Republic

ISBN 3–310–00189–X

Vorwort

Bei diesem Buch handelt es sich nicht um ein medizinisches Lehrbuch über Asthma und andere Atemwegserkrankungen, sondern um einen Ratgeber für Sie, der Sie an einer Erkrankung leiden, die Ihr tägliches Leben beeinflußt und von der wir aus medizinischer Sicht sagen müssen, daß zumindest zum gegenwärtigen Zeitpunkt keine Heilungsmöglichkeit besteht. Sie werden also mit dieser Krankheit Ihr Leben zubringen müssen.

Vergessen Sie aber nicht, daß Sie mit Ihrer Krankheit nicht alleine stehen. In Deutschland gibt es immerhin zwei bis drei Millionen Asthmatiker. Welchen Grad an Lebensqualität Sie sich erhalten, hängt zum größten Teil von Ihrem Verhalten der Krankheit gegenüber ab. Jeder Asthmatiker sollte daher über die Vorgänge in seinem Körper genau informiert sein. Schwerpunktmäßig beschäftigt sich dieses Buch mit der Behandlung des Asthmas und der chronischen Bronchitis und den Beeinträchtigungen, die diese Krankheit im täglichen Leben mit sich bringt.

Gehen Sie ganz unvoreingenommen an dieses Buch heran. Sie müssen es nicht von Anfang bis Ende durchlesen, sondern können sich, wenn Sie wollen, auf die Kapitel konzentrieren, die für Sie besonders interessant sind. Die einzelnen Kapitel sind so selbständig wie möglich gehalten, um Ihnen damit eine schnelle und umfassende Information zu gewährleisten.

Hanau, im Herbst 1995   Dr. med. Manfred Möller

Inhalt

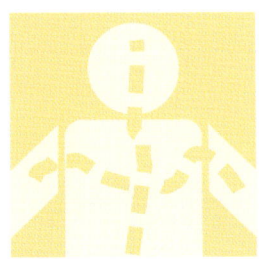

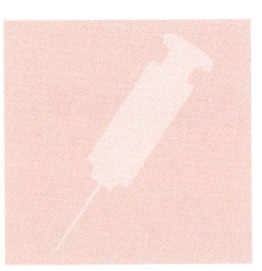

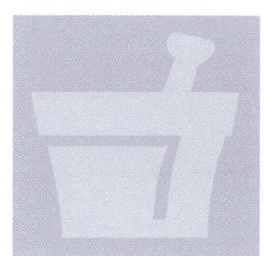

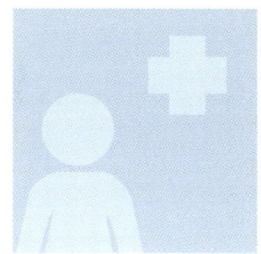

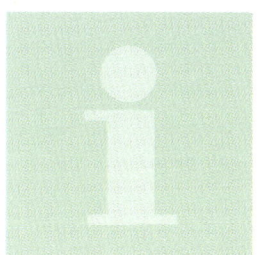

Wie funktionieren unsere Atemwege?

Die Atmung ist für die Erhaltung des Lebens elementar. Luft strömt bei der Einatmung durch Mund oder Nase in den Rachenraum, über die Luftröhre in die Bronchien und weiter in die Lungenbläschen. Hier gelangt der eingeatmete Sauerstoff ins Blut, das ihn in die Körperzellen transportiert. Die Körperzellen geben Kohlendioxid an das Blut ab, das denselben Weg zurückwandert und als Atemluft wieder ausgeschieden wird. Am Vorgang des Ein- und Ausatmens sind auch Muskeln beteiligt, etwa das Zwerchfell oder die Zwischenrippenmuskulatur.

Was bewirken Mund, Nase und Kehlkopf?

Erst wenn Sie den Aufbau und die Funktion der Atmungsorgane kennen, ist es möglich, die durch Asthma bedingten Veränderungen zu verstehen. Die erste Station, die der Atemstrom passiert, ist die Nase (im ungünstigeren Fall der Mund). Die Atemluft wird in der Nase auf Körpertemperatur erwärmt und in engem Kontakt mit der gut durchbluteten Nasenschleimhaut angefeuchtet. Schmutzpartikel und Staubteilchen werden von Flimmerhärchen festgehalten und wieder nach draußen befördert.

Bei der Mundatmung entfällt die Filterfunktion der Nase. Sie sollten sich also stets bemühen, durch die Nase einzuatmen, damit im Rachen die ideal vorgewärmte und gereinigte Luft ankommt.

Der aus Knorpeln bestehende Kehlkopf ist für die Atmung insofern wichtig, als der Kehlkopfdeckel die Luftröhre beim Schlucken verschließt und somit das Eindringen von Nahrung und Fremdkörpern in die Luftröhre verhindert. Unter dem Kehlkopfdeckel sitzen die Stimmbänder. Durch plötzliches Öffnen der aneinandergelegten Stimmbänder bei gleichzeitigem Zusammenpressen des Brustkorbs entsteht ein Hustenstoß, der Fremdkörper oder Schleim hinausbefördert. Die Luftröhre als letzte Station vor den Bronchien ist ein aus Knorpelringen bestehender Schlauch, der mehr als ein Zentimeter dick ist. Von ihm aus teilen sich die beiden Hauptbronchien der Lunge.

Die Nase hat eine wichtige Klima- und Filterfunktion. Sie feuchtet die Atemluft an, erwärmt und reinigt sie.

Welche Rolle spielen die Nebenhöhlen?

Besonderes Augenmerk müssen wir noch einmal den Nasennebenhöhlen zuwenden. Ob sie für Asthmaerkrankungen von Bedeutung sind, ist medizinisch noch nicht mit letzter Sicherheit geklärt. Sie stehen aber – vor allem im entzündeten Zustand – zumindest

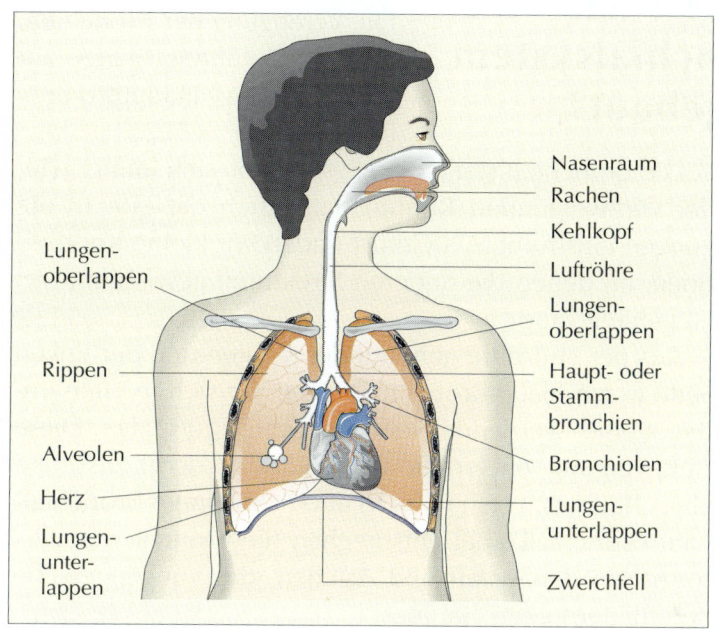

Labels on figure:
Nasenraum
Rachen
Kehlkopf
Luftröhre
Lungen-oberlappen
Haupt- oder Stamm-bronchien
Bronchiolen
Lungen-unterlappen
Zwerchfell
Lungen-oberlappen
Rippen
Alveolen
Herz
Lungen-unter-lappen

in dringendem Verdacht, etwas mit Ihrer Asthmaerkrankung zu tun zu haben. Die Nase besitzt ein weitverzweigtes Netz von Nebenhöhlen. Ihre Funktion ist bis heute aus medizinischer Sicht ebenso noch nicht abschließend geklärt. Es gibt Stirn-, Kiefer-, Keilbein- und Siebbeinhöhlen. Hierbei handelt es sich um von der Nasenhöhle aus in die angrenzenden Knochen ausgedehnte, mit Schleimhaut ausgekleidete Lufträume der Nase. Als Resonanzräume beeinflussen sie unter anderem die Klangfarbe der Stimme. Als Folge eines Schnupfens oder eitriger Zahnwurzeln kann es zu einer Schleimhautentzündung kommen, die sich durch Kopfschmerzen und Ausfluß von eitrigem Sekret äußert. Am häufigsten betroffen sind die paarig angelegten Kieferhöhlen, weil ihr Zufluß zur Nasenhaupthöhle so hoch liegt, daß sich das Sekret aus ihnen nur schwer spontan entleeren kann.

Entzündete Nasennebenhöhlen stehen in dringendem Verdacht, Asthma zu fördern. Genau wie Schnupfen oder Verengungen im Nasenraum müssen sie gründlich behandelt werden!

Wie ist das Bronchialsystem aufgebaut?

Die Verengung der Bronchien, also der Zuführungsgänge zur Lunge, ist das Hauptproblem beim Asthma.

Die Bronchien stellen ein System von sich immer wieder verzweigenden Röhren dar, durch die Luft in die Lungen einströmt. Als Gerüst finden wir kleine Knorpelringe, an denen die anderen Strukturen gewissermaßen aufgehängt sind.

Aus der Luftröhre geht auf der rechten und der linken Seite je ein Hauptbronchus hervor, der sich in viele immer kleiner werdende Nebenbronchien aufspaltet. Diese Aufzweigung entspricht in der Natur dem Aussehen eines Baumes, weshalb man auch von einem Bronchialbaum spricht. Dabei entsprechen die Bronchien gewissermaßen den Ästen und Ästchen, das Lungengewebe den Blättern eines Baumes.

Die Luft strömt durch diesen Bronchialbaum bis in die feinsten Verästelungen, den kleinsten Bronchien, die in die Lungenbläschen übergehen. Dort findet der Gasaustausch statt, der im Kapitel über die Funktion der Lungen beschrieben wird.

Die gesamte Innenfläche der Bronchien ist, wie die gesamten zuführenden Luftwege, lückenlos mit einer Schleimhaut überzogen.

Der Aufbau der Bronchialschleimhaut und ihr Selbstreinigungsmechanismus

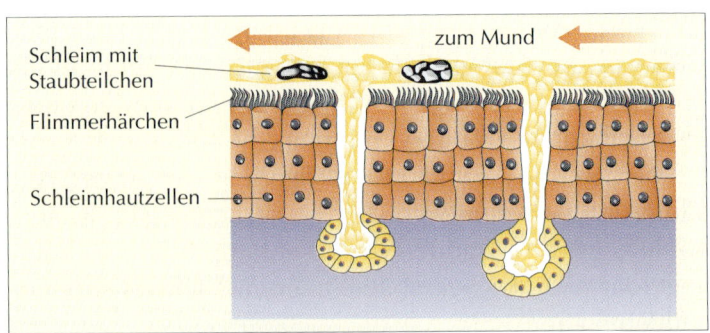

Schleim mit Staubteilchen

zum Mund

Flimmerhärchen

Schleimhautzellen

Wie funktioniert die Staubabwehr?

In der Bronchialschleimhaut spielen sich viele wichtige Vorgänge ab, die für das Entstehen von Asthma und chronischer Bronchitis von großer Bedeutung sind. Dazu gehören etwa allergische Reaktionen, Entzündungsvorgänge sowie bakterielle und virale Infektionen.

An der Oberfläche der Schleimhaut sitzen Milliarden feine Flimmerhärchen, sogenannte Zilien, die in einem bestimmten Rhythmus immer gleichmäßig in Richtung Kehlkopf schlagen. Sie erfüllen eine wesentliche Funktion, indem sie Fremdkörper wie Staubpartikel, Bakterien oder Viren wieder aus den Bronchien herausbefördern. Damit diese Partikel auch an den Flimmerhärchen haften bleiben, befindet sich über den Flimmerhärchen eine Schleimschicht mit einer etwas klebrigen Oberfläche. Die Flimmerhärchen transportieren also den Schleim mit allen schädlichen Substanzen Richtung Kehlkopf und Mund, wo er abgehustet und ausgespuckt werden kann.

Asthma und chronische Bronchitis sind Erkrankungen der Bronchien. Die Lunge ist, abgesehen von schweren Spätformen der genannten Erkrankungen, in der Regel gesund.

Wozu dient der Bronchialschleim außerdem?

Die Bindung von Schmutzpartikeln und der Abtransport zum Abhusten ist nicht die einzige Funktion des Bronchialschleims. Der Schleim enthält auch körpereigene Abwehrstoffe gegen Viren und Bakterien. Nur so ist es zu erklären, daß ein gesunder Mensch in der Regel beim Einatmen von Bakterien oder Viren nicht sofort an einer akuten Bronchitis erkrankt. Ein gesundes Bronchialsystem ist normalerweise in der Lage, eingedrungene Bakterien an Ort und Stelle zu vernichten und somit eine Infektion zu verhindern.

Wenn Sie dies gelesen haben, werden Sie verstehen, warum bei einer Störung Ihres Bronchialsystems, durch Asthma oder eine chronische Bronchitis, so viele Krankheitssymptome auftauchen.

Der Schleim, der von den Drüsen, die in der Bronchialschleimhaut sitzen, immer wieder neu gebildet wird, hat einen hochwirksamen Selbstreinigungsmechanismus für die Bronchien und die Lunge.

Wie arbeitet die Lunge?

Zunächst wollen wir einmal versuchen, uns in groben Zügen den Bauplan der Lunge zu vergegenwärtigen. Die Lunge des Menschen liegt geschützt im Brustkorb und besteht aus zwei kegelförmigen, in das Brustfell eingeschlossenen Lungenflügeln, die den größten Teil des Brustraums einnehmen. Sie sind durch die Luftröhre und die beiden Hauptbronchien miteinander verbunden. Der rechte Flügel ist in drei, der linke Flügel in zwei Lungenlappen unterteilt. Zu jedem Lungenlappen gehört eine große Bronchie mit begleitender Arterie. Der innere Teil der linken Lunge ist vom Herzen überdeckt. Die Innenwand des Brustkorbs ist vom Rippenfell überzogen. Nach unten wird die Lunge luftdicht vom Zwerchfell abgeschlossen. In die Lunge treten an der Lungenwurzel die großen Bronchien, die Arterien (zuführende Blutgefäße) und die Venen (die von der Lunge

Schematische Darstellung der Haupt- oder Stammbronchien, die in die beiden Lungenflügel münden.

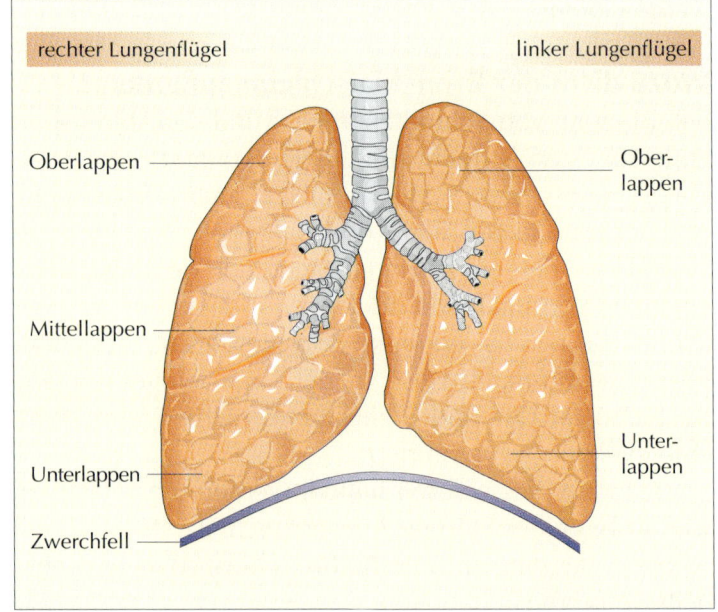

rechter Lungenflügel

linker Lungenflügel

Oberlappen

Ober-lappen

Mittellappen

Unterlappen

Unter-lappen

Zwerchfell

zurück zum Herzen führenden Blutgefäße) ein. Die Lunge ist in gewissem Sinne der natürliche Partner des Bronchialapparates. Dessen feinste Verästelungen, die Bronchiolen, sind nämlich genauso feingliedrig aufgeteilt wie das Blutgefäßsystem der Lunge. Die Bronchiolen münden jeweils in die traubenförmig angeordneten Lungenbläschen (Alveolen). Diese sind von einem dichten Blutkapillarnetz umschlossen. Zwischen den Lungenbläschen und den Blutkapillaren findet der Gasaustausch statt.

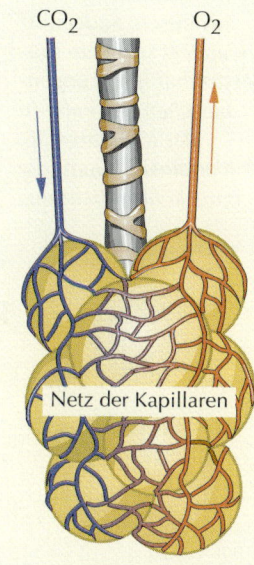

Netz der Kapillaren

Bronchiole mit Lungen-bläschen (Alveolen) und das sie umschlie-ßende Kapillarnetz. Zwischen Alveolen und Kapillaren findet der Gasaustausch statt. Durch die Verästelung der Kapillaren entsteht eine große Gasaus-tauschfläche.

Wie funktioniert der Gasaustausch?

Mit der Beschreibung des Gasaustausches sind wir an einem für das Verständnis unserer Atmung entscheidenden Punkt angelangt. Die an sich sehr komplizierten Vorgänge lassen sich vereinfacht so darstellen: Der Aufbau der Lunge gleicht einem Schwamm, der aus 300 bis 750 Millionen Lungenbläschen (Alveolen) besteht. Ein Lungenbläschen hat einen Durchmesser von etwa 0,3 Millimetern. Die Oberfläche aller Alveolen zusammengenommen entspricht in etwa der Größe eines Tennisplatzes. Diese riesige Fläche steht also – in einem Hohlraum von nur wenigen Litern Inhalt – für den Gasaustausch zur Verfügung.

Beim Gasaustausch geht es vereinfacht gesagt um die Zufuhr von Sauerstoff und den Abtransport von Kohlendioxid. Die Alveolen sind mit einem Netz von Blutgefäßen oder Kapillaren umgeben. Auf jede Alveole kommen 1000 Kapillaren. Die große Oberfläche der Alveolen und der sie umschlingenden Blutgefäße erleichtert den Übertritt von Sauerstoff ins Blut und den Übertritt von Kohlendioxid in die Lungenbläschen. Jetzt wird es spannend: Zwischen Sauerstoff und Blut befindet sich nur noch eine kleine Membran, die Alveolenwand. Sie ist lediglich etwa eintausendstel Millimeter dick.

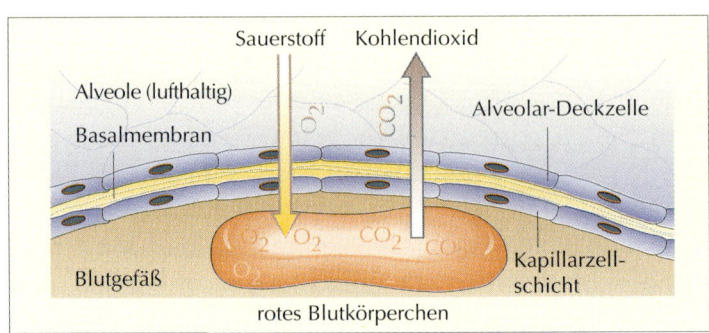

Durch diese Alveolenwand, die auf der Seite der Lungenbläschen mit einem Flüssigkeitsfilm bedeckt ist, der
die Lungenbläschen am Zusammenfallen hindert, müssen die Sauerstoff- und Kohlendioxidmoleküle wandern.
Der Sauerstoffreichtum in der Einatemluft auf der einen
Seite und die Sauerstoffarmut hinter der Membran in den
Kapillargefäßen erzeugen einen Druckunterschied. Es
entsteht ein Sog, der so lange Sauerstoffmoleküle durch
die Membran zieht, bis ein Druckausgleich zwischen
der Luft und dem Blut hergestellt ist.

Für das Kohlendioxid verläuft der Austausch genau in
umgekehrter Form, da die eingeatmete Luft arm an Kohlendioxid ist. Man kann es auch so formulieren: Beim
Gasaustausch, der sich übrigens in Bruchteilen von
Sekunden abspielt, folgen die Sauerstoff- bzw. Kohlendioxidmoleküle ganz einfach dem Konzentrations-
gefälle.

Wie werden Sauerstoff und Kohlendioxid
im Blut transportiert?

Eine wichtige praktische Frage, die sich an diesem Punkt
stellt, betrifft die Art und Weise, wie das Blut die Atemgase durch unseren Körper befördert. Die Atemgase lösen sich nämlich nicht einfach im Blut auf, sie werden
vielmehr chemisch gebunden. Dies geschieht mittels des

Blutfarbstoffes in unseren roten Blutkörperchen, dem Hämoglobin. Pro 100 ml Blut kann das Hämoglobin die erstaunlich große Menge von 20 ml Sauerstoff und 50 ml Kohlendioxid binden.

In dieser Form, chemisch gebunden, gelangt der lebenswichtige Sauerstoff in alle Teile des Körpers. Dort wird Sauerstoff dringend für chemische Umsetzungsprozesse und die Energiegewinnung benötigt. Unerläßlicher Motor für den Transport der Atemgase ist jedoch unser Herz, das in regelmäßigem Rhythmus Blut durch die beiden Lungenhälften und durch den ganzen Körper pumpt.

Lunge und Herz sind eine funktionell untrennbare Einheit, was auch erklärt, daß Lungenerkrankungen bzw. Bronchialerkrankungen Auswirkungen auf das Herz haben und umgekehrt.

Was ist eine Blutgasanalyse?

Genauen Aufschluß über den Sauerstoffanteil im Blut kann sich der Arzt mit Hilfe einer Blutgasanalyse verschaffen. Hierzu entnimmt man dem Patienten am Ohrläppchen etwas Blut und untersucht dies auf elektronische Weise auf seinen Gehalt an Blutgasen.

Auf welches Krankheitsbild verweisen „blaue Lippen"?

◆ Die bläuliche Farbung der Lippen, Zunge oder der Fingerspitzen ist ein Symptom, das den Arzt auf eine **Störung der Atemfunktion bzw. des Gasaustausches** hinweisen kann. Wenn die roten Blutkörperchen auf ihrem Weg durch die Lungen ungenügend mit Sauerstoff angereichert werden, kommt es zu einer Blaufärbung des Blutes in den Arterien und Körperkapillaren. Die Mediziner sprechen dann von einer Zyanose (griech.: bläuliche Verfärbung).

◆ Die bläuliche Verfärbung der Haut und der Schleimhäute kann aber unter anderem auch ein Hinweis auf eine **Herzerkrankung** sein.

17

Welchen Beitrag leistet die Atemmuskulatur?

Die Muskulatur des Atemapparates ist die letzte Station, die wir bei der Beschreibung der Atemwege passieren. Die Atemmuskeln leisten einen wichtigen Beitrag. Sie erhalten die Blasebalg-Funktion der Lunge aufrecht und garantieren somit eine ständige Erneuerung der Luft in den Lungenbläschen.

An diesem Vorgang sind viele Muskeln im Körper aktiv beteiligt. Die wichtigsten Muskeln sind jedoch das Zwerchfell und die Zwischenrippenmuskulatur. In normalem, ruhigem Zustand besorgen beide zusammen die Atmung. Bei schwerer körperlicher Anstrengung schalten sich noch die Atemhilfsmuskeln ein, die von der Wirbelsäule und vom Kopf zu den Rippen reichen. Auch die Bauchmuskulatur kann die Atmung unterstützen.

Was geschieht bei der Zwerchfellatmung?

Achten Sie darauf, daß Sie das Zwerchfell nicht in seiner Tätigkeit behindern, etwa durch einen stark überfüllten Magen oder durch zu beengende Kleidung!

Der Hauptatemmuskel ist das Zwerchfell. Es sitzt am unteren Ende des Brustkorbs und ist seitlich an den Rippen befestigt. Oberhalb des Zwerchfells befinden sich die Lungen und das Herz, unterhalb die Bauchorgane. Bei der Einatmung heben sich die Rippen, und der Brustkorb erweitert sich. Das Zwerchfell zieht sich zusammen und wölbt sich nach unten. Dadurch entsteht im Brustkorb ein Unterdruck, vergleichbar mit dem Unterdruck, den Sie erzeugen, wenn Sie an einer Flasche saugen. Hierbei strömt Flüssigkeit in Ihren Mund. Im Fall der Atmung strömt Luft in die elastischen Lungen, die der Abwärtsbewegung des Zwerchfells folgen.

Bei der Ausatmung geschieht genau das Umgekehrte: Das Zwerchfell erschlafft und wölbt sich somit nach oben. Der Brustkorb wird kleiner, und die beiden Lungenflügel ziehen sich in Folge ihrer Elastizität wieder zusammen. Die Luft strömt wieder aus.

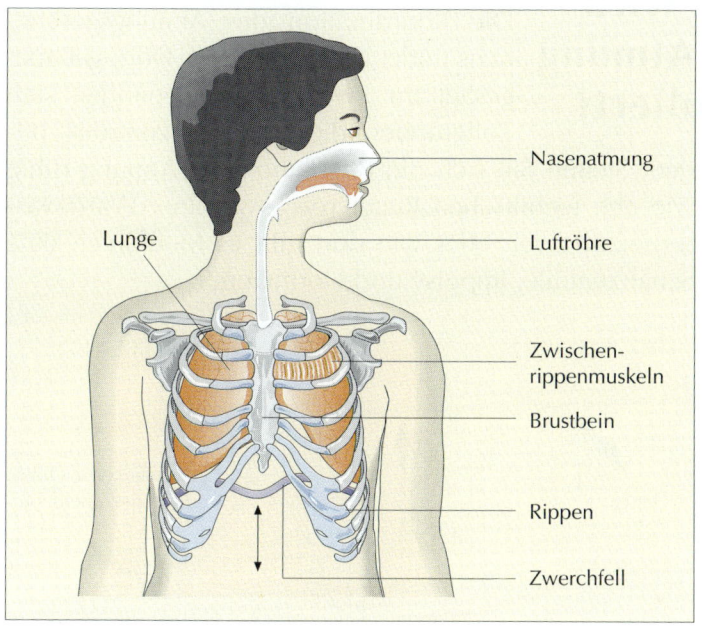

Nasenatmung

Lunge

Luftröhre

Zwischen-
rippenmuskeln

Brustbein

Rippen

Zwerchfell

Beim Einatmen wird durch das Absenken des Zwerchfells der Brustraum und das Lungenvolumen vergrößert und dadurch Luft angesaugt. Umgekehrt wird beim Ausatmen die Luft durch Anheben des Zwerchfells wieder hinausgedrückt.

… und bei der Rippenatmung?

Hierbei ziehen sich die Zwischenrippenmuskeln zusammen, heben die Rippen an und vergrößern so den Brustraum. Diese Methode ist weit weniger effektiv und erfordert wesentlich mehr Kraftaufwand als die Zwerchfellatmung. Bei einem Asthmaanfall, wenn die Lungen ohnehin schon überbläht sind, kann der Brustraum durch das Zusammenziehen des Zwerchfells kaum noch erweitert werden. Die Folge ist, daß das Zwerchfell als Atemmuskel weitgehend ausfällt. In diesem Fall müssen die Zwischenrippenmuskeln und die Bauchmuskeln die Hauptlast der Muskelarbeit verrichten. Wenn der Asthmaanfall sehr lange dauert und der Patient untrainiert ist, können diese Hilfsmuskeln schnell ermüden. Für Asthmapatienten empfiehlt es sich deshalb, durch eine bewußte Bauchatmung die Zwischenrippenmuskeln und die Bauchmuskeln zu trainieren.

Bei einem Asthmaanfall muß die Rippenatmung die Hauptlast der Muskelarbeit verrichten.

19

Wie wird die Atmung reguliert?

Die Koordination des Atmungsgeschehens findet im Gehirn statt. Dort, genauer gesagt im Zwischenhirn, befinden sich Zellgruppen, die das „Atemzentrum" bilden. Stellen Sie sich die Regulation der Atmung ruhig wie den technischen Regelkreis etwa einer Warmwasserheizung vor. Hier wie dort gibt es Meßfühler, eine Schaltzentrale, Impulse und Normwerte.

Die Regelgrößen Sauerstoff, Kohlendioxid und das Säure-Base-Verhältnis (pH-Wert) müssen konstant gehalten werden. Beispiel: Sinkt der Sauerstoffspiegel und steigt der Kohlendioxidgehalt, wird das Atemzentrum direkt oder über die Aorten- bzw. Karotiskörperchen animiert, die Atemmuskeln anzutreiben.

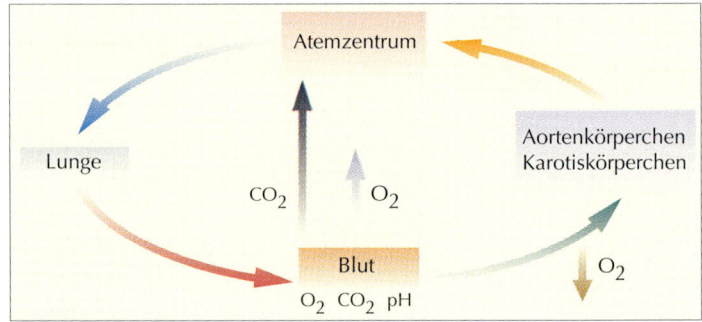

Die Atmungssteuerung ist ein doppelt abgesicherter Regelkreis. Zum einen registrieren Meßfühler im Gehirn die Höhe des Kohlendioxidgehalts im Blut. Andere Meßfühler, die sogenannten Aorten- und Karotiskörperchen, liegen an der großen Körperschlagader, der Aorta, und registrieren ein Absinken des Sauerstoffanteils. Die Atmung ist dem jeweiligen Bedarf angepaßt.

Wenn zum Beispiel durch körperliche Anstrengung der Sauerstoffdruck im Blut absinkt, sendet das Atemzentrum einen Impuls an die Atemmuskulatur, so lange mehr zu leisten, bis die Konzentration der Atemgase wieder im Normalbereich ist. Wenn aber andererseits der Kohlendioxidgehalt im Blut ansteigt, etwa durch Luftanhalten, wird selbst bei großer Willensanstrengung jenseits eines Grenzwertes der Wunsch übermächtig, nach Luft zu schnappen.

Gibt es noch andere Regelgrößen der Atemsteuerung?

Neben den Atemgasen gibt es noch andere Regulationsgrößen. Verschiedene Stoffwechselerkrankungen erhöhen den Säuregehalt im Blut und beeinflussen die Atmung. Auch können Impulse über die Nervenbahnen, etwa der Haut, die Atemtiefe oder die Atemfrequenz beeinflussen. Wenn Sie sich schon einmal mit kaltem Wasser abgespritzt haben, werden Sie dies bestätigen können.

Die Atmungsregulation bestimmt, je nach körperlicher Belastung, die Atemfrequenz und die Atemtiefe.

Können wir die Atmung willentlich steuern?

Wie alle lebensnotwendigen Körperfunktionen, so geschieht auch der Atemvorgang unwillkürlich, das heißt, er ist nur teilweise unserem Willen unterworfen. Andernfalls würden wir alle im Schlaf infolge Aussetzens der Atmung sterben. Selbst bei Bewußtlosigkeit wird die Atmung aufrechterhalten.

Normalerweise atmen wir etwa 16mal pro Minute. Wir können die Atmung natürlich aber auch willkürlich beeinflussen, indem wir nämlich bewußt schneller oder langsamer atmen. Dieses ist jedoch nur über eine gewisse Zeit möglich.

Wichtiges auf einen Blick

◆ Entzündungen der **Nasennebenhöhlen** stehen mit einiger Sicherheit in Zusammenhang mit Asthma.

◆ Asthma und chronische Bronchitis sind Erkrankungen der **Bronchien**, nicht etwa der Lunge.

◆ Der **Gasaustausch** findet zwischen den Lungenbläschen (Alveolen) und den Blutkapillaren statt.

◆ Der wichtigste Atemmuskel ist das **Zwerchfell**, das durch sein Absenken Luft in die Lunge saugt.

◆ Der Ablauf der Atmung ist über die **Atemregulierung** den Bedürfnissen des Körpers angepaßt.

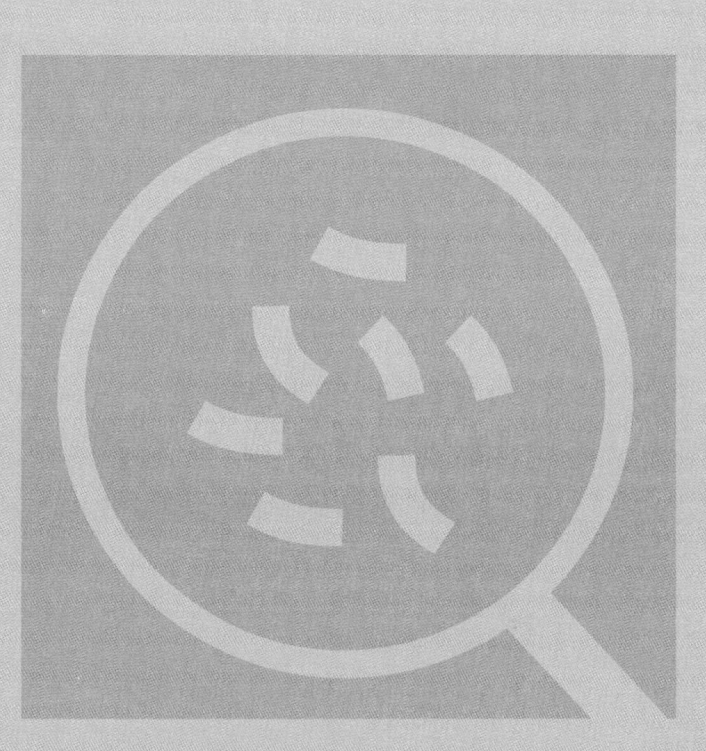

Wie entsteht Asthma?

Das Wort „Asthma" kommt aus dem Griechischen und bedeutet „Keuchen". Die keuchende Atmung, die bei Asthma anfallsweise auftritt, läßt sich auf die plötzlich einsetzende oder ständig vorhandene Verengung der Bronchien bzw. Bronchiolen zurückführen. Asthma beruht auf einer Überempfindlichkeit und/oder einer chronischen Entzündung der Bronchialschleimhaut. Es gibt allergisches und endogenes Asthma. Nur selten gelingt es, eine einzige Ursache als krankheitsauslösend dingfest zu machen. Meistens ist es die Kombination mehrerer schädigender Einflüsse.

Was passiert bei einem Asthmaanfall?

Sie haben nunmehr im vorherigen Kapitel das Rüstzeug erworben, um die Funktionsweise unserer Atemwege zu verstehen. Jetzt können wir uns einmal näher ansehen, was passiert, wenn eine Störung im Bronchialsystem auftritt. Ein Asthmaanfall kann durch innere oder durch äußere Reize ausgelöst werden, auf die wir noch zu sprechen kommen.

Es treten immer drei Dinge zusammen auf: Erstens erfolgt eine Verkrampfung der Bronchialmuskulatur. Zweitens schwillt die Bronchialschleimhaut an, und der Durchmesser der Bronchien verringert sich. Drittens wird ein äußerst zäher und klebriger Schleim produziert.

Das Zusammenwirken aller drei Symptome ist äußerst fatal: Es kommt zu einer hochgradigen Einengung der Bronchien und damit verbunden zu Atemnot. Da unsere Atemluft den lebenswichtigen Sauerstoff transportiert,

Normale und verengte Bronchien. So kommt es zu Atemnot: Die Muskelverkrampfung und das Anschwellen der Schleimhaut verengen den Durchmesser der Atemwege. Zäher Schleim behindert die Luftströmung zusätzlich.

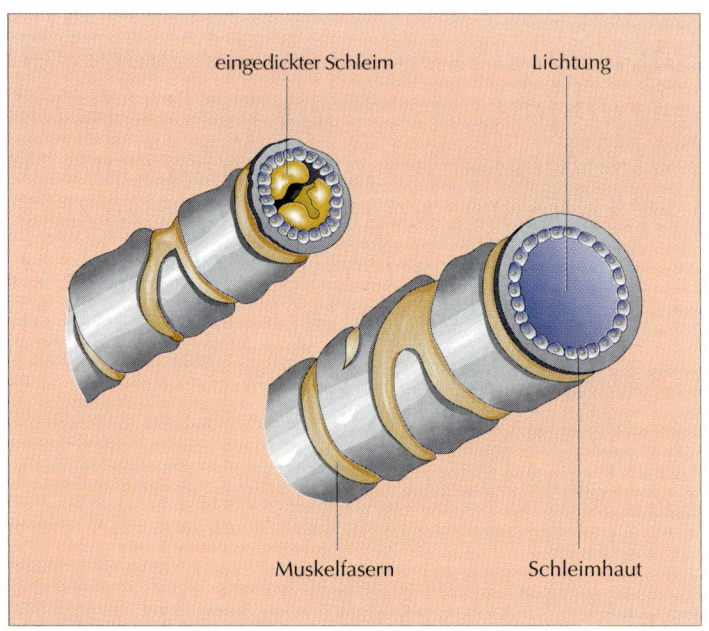

eingedickter Schleim | Lichtung

Muskelfasern | Schleimhaut

fällt der Sauerstoffgehalt im Blut ab. Das wiederum führt in der Regel zu einer deutlichen Erhöhung des Herzschlags. Mit leichten bis mittelschweren Anfällen kann der Körper in der Regel selbst fertig werden, das heißt der Asthmaanfall kann spontan enden. Die Verkrampfung der Bronchialmuskulatur lockert sich, die Anschwellung der Bronchialschleimhaut geht zurück, und der zähe Schleim kann unter Mühen abgehustet werden.

Welches sind die typischen Symptome?
Der Patient leidet vor allem an hochgradiger Luftnot, wobei er die Luft zwar relativ leicht einatmen, jedoch nur unter starker Anstrengung wieder ausatmen kann. Erschwerte und verlängerte Ausatmung sind eindeutige Kennzeichen des asthmatischen Zustandes. Es fällt nicht schwer, dafür die Ursache zu benennen: Die Atemluft muß durch ein verengtes Röhrensystem strömen. An den Bronchialwänden haftende Schleimfetzen geraten in Schwingung und erzeugen das typische pfeifende Atemgeräusch. Dazu kommt ein quälender Hustenreiz, der durch den zähen, klebrigen Schleim verursacht wird.

Es versteht sich von selbst, daß die körperliche Leistungsfähigkeit unter diesen Umständen stark eingeschränkt ist. Vor allem zu Beginn einer Asthmaerkrankung tritt die Luftnot anfallsweise auf, das heißt, daß es zwischen den Anfällen auch längere beschwerdefreie Intervalle geben kann. Vorzugsweise finden die Anfälle nachts oder am frühen Morgen statt. Je länger eine Asthmaerkrankung dauert, um so mehr verwischt sich der Anfallscharakter. In der Spätphase eines unbehandelten Asthmaleidens werden die beschwerdefreien Intervalle immer kürzer, bis man schließlich von Dauerasthma spricht. Jetzt kann es eigentlich nur noch darum gehen, bei gegen Null tendierenden Heilungschancen dem Patienten möglichst viel Lebensqualität zu erhalten.

Asthma ist ein Anfallsleiden. Vorzugsweise treten die Asthmaanfälle nachts oder in den Morgenstunden auf.

Suchen Sie nach Asthmaanfällen den Arzt auf. Unbehandeltes Asthma kann zu Dauerasthma führen!

Was empfindet der Kranke bei einem akuten Asthmaanfall?

Das Schlimmste, was einem Patienten mit Asthma oder chronischer Bronchitis passieren kann, ist ein akuter Asthmaanfall.

Unter „akut" versteht man in der Medizin ein plötzlich auftretendes Leiden mit heftigem Verlauf. Jemand, der nicht an Asthma oder chronischer Bronchitis leidet, kann sich einen solchen Asthmaanfall überhaupt nicht vorstellen. Die damit zusammenhängenden Qualen sind eigentlich nicht zu beschreiben, da sie mit Todesängsten einhergehen. Die verständliche Urangst eines Asthmatikers oder chronischen Bronchitikers, durch einen Asthmaanfall zu sterben, ist zwar grundsätzlich berechtigt, zum Glück tritt dieser Fall jedoch extrem selten ein.

Bei allergischen Asthmaformen kann sich ein akuter Asthmaanfall innerhalb von wenigen Minuten, teilweise noch kürzer, ereignen. Bei einer chronischen Bronchitis mit Einengung der Bronchien kündigt sich ein Asthmaanfall in der Regel etwas langsamer an, so daß hier eher Gegenmaßnahmen ergriffen werden können.

> **Bei einem akuten Asthmaanfall tritt in der Regel auch Todesangst auf. Todesfälle im Zusammenhang mit Asthma sind jedoch sehr selten.**

Gibt es Signale, die einen Asthmaanfall ankündigen?

Meistens gehen einem Asthmaanfall zwei recht charakteristische Beschwerden voraus, die nichts Gutes ahnen lassen. Die Patienten beschreiben sehr charakteristisch ein zunehmendes Druckgefühl im Brustkorb. Sie haben das Gefühl, als läge „eine Platte auf ihrem Brustkorb" oder jemand würde sie „von hinten umarmen und fest zudrücken". Zweitens klagen die Patienten über unstillbaren, meist trockenen Husten. Manche Patienten husten sich regelrecht in einen Anfall hinein. Der Husten kann nicht unterdrückt werden, selbst wenn man es noch so fest probiert. Zum Husten kommen dann stärker wer-

Wie kann ich als Gesunder einen Asthmaanfall nachempfinden?

Wer als Gesunder einmal so etwas Ähnliches wie die Qualen eines akuten Asthmaanfalles erleben will, dem sei folgendes kleines Experiment empfohlen: Nehmen Sie einen Strohhalm, atmen Sie normal ein und durch den Strohhalm wieder aus. Aber nicht mogeln! Mit diesem Manöver haben wir etwas primitiv, aber wirksam die Situation eines Asthmaanfalls simuliert. Die Einatmung ist unbehindert, die Ausatmung massiv erschwert. Wer das länger als zehn Minuten durchhält, gehört zu der hartgesottenen Sorte Mensch.

Obwohl dieses Manöver nur ein schwacher Ersatz für einen echten Asthmaanfall ist, dürfte Ihnen nach spätestens fünf Minuten der kalte Schweiß auf der Stirn stehen. Sie haben allerdings den Vorteil, mit einem Schlag die mißliche Situation aufzulösen, indem Sie den Strohhalm absetzen. Bei einem echten Asthmaanfall geht das nicht.

dende Atemnot und pfeifende Ausatemgeräusche, wie sie charakteristisch für einen Asthmaanfall sind. Beim Auftreten dieser vorauseilenden Beschwerden muß und kann etwas unternommen werden.

Druckgefühl in der Brust und ein hartnäckiger, trockener Husten sind Vorboten eines drohenden Asthmaanfalles. Warten Sie nicht ab, sondern unternehmen Sie gleich etwas!

Was geschieht beim Asthmaanfall?

◆ Die **Bronchialmuskulatur** verkrampft sich.

◆ Die **Bronchialschleimhaut** schwillt an.

◆ Es wird ein zäher **Schleim** produziert.

◆ Asthma erfolgt anfallsweise und bevorzugt **nachts**.

◆ Ein Asthmaanfall kündigt sich durch **Druck** auf der Brust und trockenen **Husten** an.

Welche Rolle spielen Allergien?

Allergien zählen zweifellos mit zu den Hauptverursachern von Asthmaerkrankungen. Wie Sie wahrscheinlich wissen, kann eine Allergie viele Organsysteme erfassen. So gibt es allergische Hautausschläge als allergische Reaktion auf Medikamente oder Nahrungsmittel. Bestimmte Formen von Nahrungsmittelallergien äußern sich in Unverträglichkeitsreaktionen wie Bauchschmerzen oder Durchfall. Und es gibt die große Gruppe der sogenannten Atemwegsallergien, wobei hier in erster Linie das allergische Asthma und auch der allergische Schnupfen zu nennen sind.

Wenn Sie nun fragen, warum der eine Patient an einer Allergie leidet und der andere nicht, obwohl beide vielleicht sogar in der gleichen Umgebung aufgewachsen sind, so kann Ihnen diese Frage heute niemand exakt beantworten. Wir kennen eine Reihe von Umständen, die das Auftreten einer Allergie begünstigen, die eigentliche Ursache liegt jedoch nach wie vor im dunkeln.

Wie kommt es zu einer allergischen Reaktion?

Der Organismus ist bemüht, seine Unversehrtheit zu bewahren. Er will keine Fremdkörper in sich eindringen lassen. Wenn dies doch geschieht, nehmen sich bestimmte Abwehrzellen der Fremdstoffe an. Ziel ist es, die Eindringlinge zu neutralisieren oder wieder aus dem Körper zu entfernen. Im weitesten Sinn handelt es sich bei einer Allergie um eine medizinisch ungeklärte Überreaktion des Körpers auf bestimmte von außen zugeführte Stoffe. Die Inhalation von Gräser- und Getreidepollen löst in der Schleimhaut bei ungefähr 25 % aller Menschen Heuschnupfen oder Pollen-Asthma aus. Bleiben wir beim Bronchialasthma: Unmittelbar nach Eindringen des sogenannten Allergens kommt es zu einer allergischen Sofortreaktion. Die Abwehrzellen bilden

Allergien spielen eine wichtige Rolle beim Asthma. Bis heute ist medizinisch nicht geklärt, warum ein Mensch an Asthma erkrankt und ein anderer nicht oder warum ein Patient an Heuschnupfen, der andere an Bronchialasthma leidet.

Bei einer Allergie handelt es sich um eine Überreaktion des Körpers auf Fremdstoffe.

Antikörper, die auf den sogenannten Mastzellen in der Bronchialschleimhaut sitzen. Was nun folgt, ist sozusagen der Schlüsselvorgang bei einer Allergie. Vereinfacht dargestellt läuft er so ab: Beim Kampf der Antikörper mit dem Allergen platzt die Haut der Mastzellen. Es entweichen darin befindliche Entzündungsstoffe, die an der Schleimhaut die uns bereits bekannte charakteristische Reaktion hervorrufen. Die Schleimhaut schwillt an, die Bronchialmuskulatur verkrampft und es wird ein zäher, äußerst klebriger Schleim produziert.

Stellt man sich diese Reaktion im Innern einer Röhre vor – und um eine solche handelt es sich ja im Falle des Bronchialsystems –, so hat das zur Folge, daß der Durchmesser des Rohres sowohl durch die Schleimhautschwellung als auch durch die Verkrampfung der Muskulatur schlagartig kleiner wird. Durch die Absonderung des zähen Schleims kommt es zu einer zusätzlichen Verengung der Röhre. All das zusammengenommen führt zum akuten Asthmaanfall. Sie haben das Gefühl akut einsetzender Atemnot. Sie müssen sich immer mehr anstrengen, um Luft in die Lunge zu pumpen, und es kommt zu einem außerordentlich unangenehmen, zunächst trockenen, dann schleimigen Husten.

Beim Kampf der Antikörper mit den eingedrungenen Fremdstoffen (Allergenen) werden Entzündungsstoffe frei, welche die allergische Kettenreaktion auslösen.

Gibt es Asthma-Mischformen, an denen Allergien beteiligt sind?

Vielfach stößt man bei der Ursachenforschung für Asthmaerkrankungen auch auf eine Kombination aus Allergieanfälligkeit und anderen schädigenden Einflüssen. Klassisches Beispiel dafür sind der allergischer Asthmatiker, der zusätzlich raucht, oder ein chronischer Bronchitiker, der zusätzlich an einer Nahrungsmittelallergie leidet. Bei mindestens 75 % aller asthamakranken Kinder sind Allergien Allein- oder Mitverursacher der Krankheit. Bei Erwachsenen liegt dieser Prozentsatz deutlich niedriger.

Welche Allergene lösen Asthma aus?

Die Medizin unterscheidet im Zusammenhang mit Asthma mehrere Gruppen von Allergien. Als erstes gibt es die große Gruppe der sogenannten saisonalen Allergien, wobei sich der Begriff „saisonal" auf die Blühsaison von bestimmten Pflanzen bezieht. Hier spielen Baumpollen, Gräser- und Getreidepollen eine entscheidende Rolle.

Bei einer zweiten Gruppe, den sogenannten ganzjährigen Allergien, handelt es sich um Allergene, die uns das gesamte Jahr über begleiten. In der Regel sind dies die Hausstaubmilbenallergie und die Tierhaarallergie.

Was versteht man unter einer Pollenallergie?

Unter den Baumpollenallergien sind die Haselnuß-, die Erlen- und die Birkenpollenallergie mit weitem Abstand führend. Der Baumpollenallergiker leidet in der Regel von Januar bis Mai unter allergischen Beschwerden. Im Anschluß daran kommt es zur Gräser- und Getreideblüte, wobei es keine Rolle spielt, gegen welche einzelnen Gräser man allergisch ist.

Die Gräser sind untereinander „kreuzallergen", das heißt, wenn man gegen eine Gräsersorte allergisch ist, ist man es in der Regel gegen alle. Wie Sie vielleicht wissen, blühen Gräser zweimal im Jahr, im Mai und im Juli/August. Beim Gräserpollenallergiker weisen deshalb die Beschwerden zwei Gipfel auf. Da das Getreide nichts anderes als eine veredelte Gräsersorte ist, spricht man in der Regel immer von einer Gräser- und Getreidepollenallergie. Ebenfalls wichtig sind Unkräuter als Ursache einer saisonalen Allergie. Die Unkräuter beginnen später, ab Juni, zu blühen, dann aber bis in den September hinein. Die Bedeutung der Schimmelpilzallergien ist noch nicht vollständig geklärt. Es gibt eine Reihe von Patienten, die offensichtlich unter einer Schimmelpilzall-

Gräser sind „kreuzallergen". Wenn man gegen eine Sorte allergisch ist, ist man gegen alle allergisch.

ergie leiden, wobei auch Schimmelpilze bestimmte Blühhöhepunkte in den Sommermonaten aufweisen. Da Schimmelpilze praktisch überall existieren können, kann man sich auch davor nicht schützen.

Während der Gräserblüte sollten Allergiker nachts keinesfalls mit offenem Fenster schlafen!

Warum werden nur bestimmte Pflanzenarten Allergikern gefährlich?

Pflanzen, die durch ihre Pollen allergisches Asthma auslösen können, unterscheiden sich in einem wesentlichen Punkt von den Gewächsen, die für Asthmatiker harmlos sind.

Bei allen allergieauslösenden Pflanzen handelt es sich um Pflanzen, die ihre Pollen mit dem Wind weitertragen. Das ist auch der Grund, warum wir es leider nicht vermeiden können, die Allergene einzuatmen. Die Pollen kommen teilweise kilometerweit zu uns, weshalb es beispielsweise ziemlich müßig ist, aus dem Garten alle in Frage kommenden Bäume oder Sträucher zu entfernen. Diese sogenannten windbestäubten Pflanzen stoßen meistens in der Nacht beziehungsweise in den frühen Morgenstunden große Mengen Pollen aus. Dies erklärt auch den zeitlich damit zusammenfallenden Höhepunkt der Beschwerden. Allergiker sollten deshalb nachts während der Blühsaison mit geschlossenem Fenster schlafen.

Keine Rolle im allergischen Krankheitsgeschehen spielen die insektenbestäubenden Pflanzen, deren Blütenpollen so schwer sind, daß sie im direkten Umkreis der Pflanze zu Boden fallen. Sie können nur von Fluginsekten von Pflanze zu Pflanze transportiert werden.

Als einfache Merkhilfe kann gelten, daß Allergikern von allen Pflanzen, von denen es eine Honigsorte gibt, keine Gefahr droht. Lassen Sie deshalb ruhig ihren Apfelbaum oder ihre Tanne im Garten. Solange Sie nicht darunter stehen und am Baum rütteln, können Ihnen die Pollen nichts anhaben.

Gefahr droht Allergikern nur von den Pollen windbestäubender Pflanzen. Insektenbestäubende Pflanzen (Honigsorten!) sind für allergisches Asthma nicht von Bedeutung.

Allergene	Januar	Februar	März	April	Mai
Birke				grün/gelb	starke Belastung
Erle	grün/gelb/stark	stark	stark/mäßig/grün		
Haselnuß	grün/gelb	stark	mäßig/grün		
Eiche				grün/gelb	stark
Rotbuche				grün/gelb	
Hainbuche			grün/mäßig	stark	mäßig/grün
Pappel			grün/mäßig	stark	mäßig
Weide			grün/mäßig	stark	mäßig
Ulme			grün/mäßig	stark	mäßig
Esche			grün/mäßig	stark	stark
Platane				grün/mäßig	stark
Linde					
Roggen					grün
Gräser				grün/mäßig	mäßig
Beifuß					
Nessel					
Goldrute					
Gänsefuß					
Sauerampfer					grün/mäßig
Spitzwegerich				grün/mäßig	

starke Belastung   **mäßige Belastung**

ender

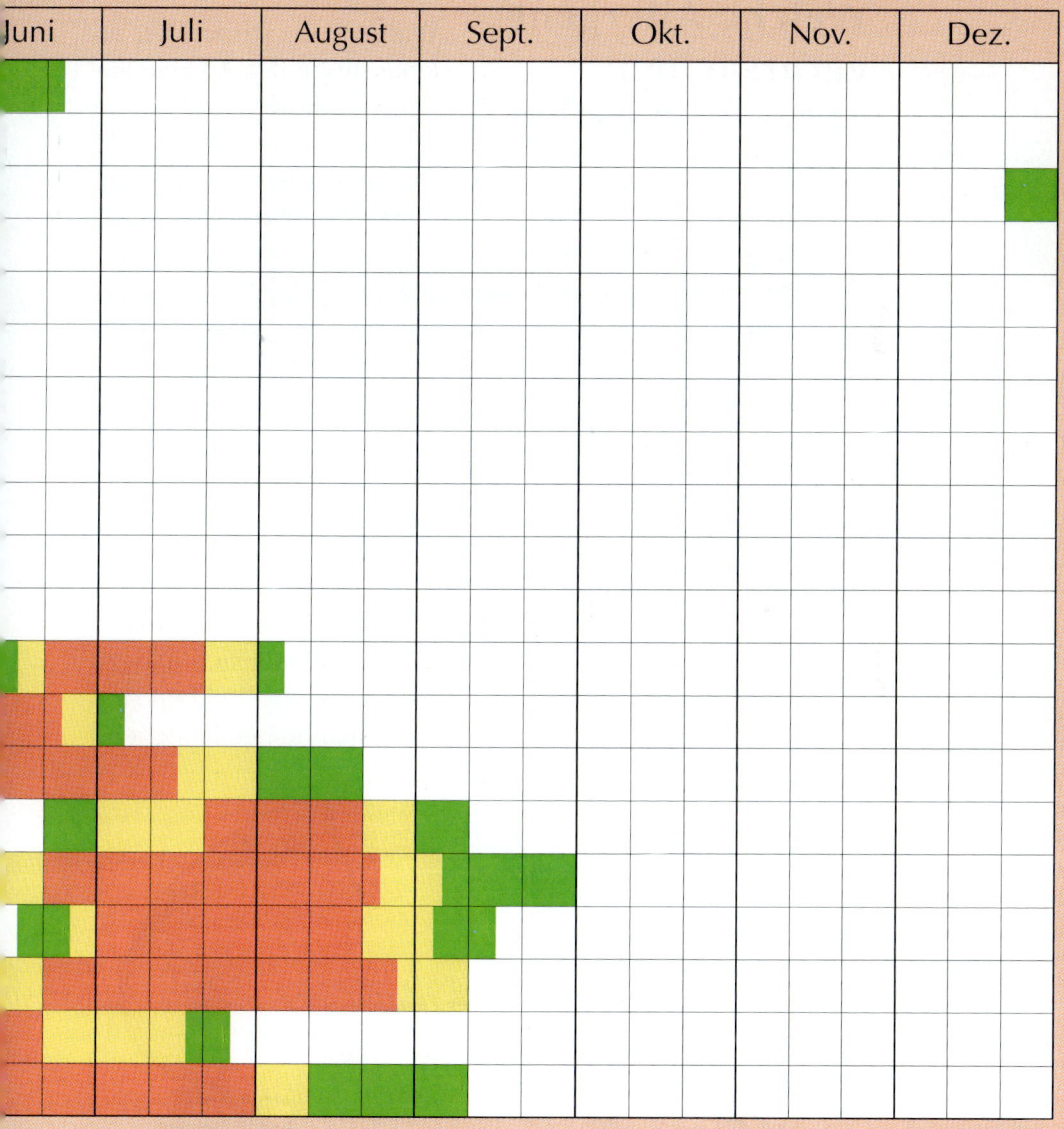

| Juni | Juli | August | Sept. | Okt. | Nov. | Dez. |

sporadische Belastung

Im Bergland über 600 m muß
mit Verspätung der Pollenfrei-
setzung gerechnet werden.

Quelle: Scherax

Welche Allergene verursachen ganzjährig Asthma?

Während der Patient, der an einer saisonalen Allergie leidet, wenigstens außerhalb der Blütezeit beschwerdefrei leben kann, ergeht es dem Ganzjahresallergiker schlechter. Hausstaubmilben und Tierhaare treten das ganze Jahr über auf. Eine Allergenkarenz, wie die Vermeidung des Allergens von Medizinern genannt wird, ist kaum möglich. Auch hier gilt selbstverständlich, daß das Allergenvorkommen aber so klein wie nur möglich gehalten werden muß.

Wie kommen wir mit Hausstaubmilben in Kontakt?

Die Hausstaubmilbe ist ein kleines, mit dem bloßen Auge nicht mehr erkennbares Spinnentier, das normalerweise ganz unauffällig mit uns zusammenlebt. Es ernährt sich von unseren Hautschuppen und findet sich nahezu überall dort, wo der Mensch lebt. Hausstaubmilben sind extrem lichtscheu und verbergen sich dementsprechend

Hausstaubmilben sind mikroskopisch kleine Spinnentiere. Es gibt sie in wahrscheinlich jedem Haushalt, auch wenn Sie noch so intensiv saubermachen.

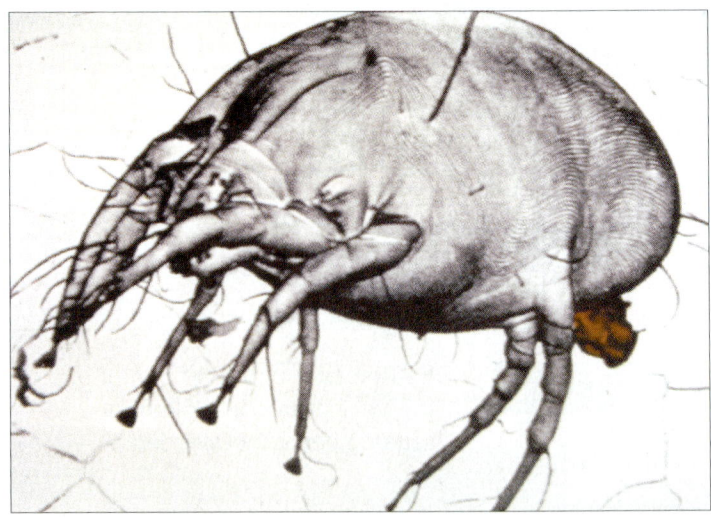

in Teppichböden, Sitzmöbeln, Sofakissen und vor allem in unseren Betten. Hier bevorzugt die Milbe organische Materialien, zum Beispiel Federbetten, Roßhaarmatratzen und Schafwollauflagen.

Da Sie nun wissen, wo diese Tierchen leben, wird Ihnen vielleicht klar sein, warum ein Hausstaubmilbenallergiker vorwiegend in den Nachtstunden seine Hauptbeschwerden hat.

Genau dann befindet er sich nämlich in innigem Kontakt mit seinem Allergen.

Dieses Allergen ist – um ganz genau zu sein – nicht die Milbe selbst, sondern der Kot der Milbe. Hausstaubmilben verkriechen sich panikartig vor jedem Lichteinfall, und zwar so tief, daß wir sie selbst mit dem besten Staubsauger nicht aus dem Teppichboden heraussaugen können.

Hausstaubmilben sind extrem lichtscheu. Allergiker haben deshalb in den Nachtstunden die größten Beschwerden.

Können auch unsere Haustiere Allergien auslösen?

Diese Frage kann nur mit einem klaren Ja beantwortet werden. Eine nicht zu unterschätzende Menge an ganzjährigen Allergien wird durch Tierhaare, insbesondere Haustierhaare, hervorgerufen.

Im Vordergund steht die Allergie gegen Katzenhaare, gefolgt von Hundehaaren und Hamsterhaaren. Alle Felltiere und auch Ziervögel kommen hier in Frage. Noch ein Tip für Aquarianer: Fische erzeugen zwar keine Allergie, es gibt aber gelegentlich handfeste Allergien gegen bestimmte Arten von Fischfutter!

Zusammenfassend läßt sich zum Kapitel Tierallergie nur feststellen, daß bei nachgewiesener Allergie kein Weg an der Abschaffung des Tieres vorbeiführt. Allergiker, die auf andere Allergen reagieren, sollten sich erst gar kein Felltier anschaffen, da sich eine zusätzliche Tierhaarallergie schnell entwickeln kann.

Mit der ständig steigenden Zahl von Haustieren steigt auch die Zahl der Tierhaarallergien. Alle Haustiere, die ein Fell tragen, kommen als Allergie-Auslöser in Frage.

Welche Medikamente oder Nahrungsmittel können Asthma auslösen?

Eine ganze Reihe von Medikamenten kann bei entsprechend veranlagten Personen schwere Asthmaanfälle auslösen. Hinweise darauf finden sich auf dem Beipackzettel und sind sehr ernst zu nehmen! Ganz wichtig ist es, den verordnenden Arzt über das Vorliegen einer Allergie oder einer Asthmaerkrankung zu informieren. Nur so kann er Vorkehrungen gegen eine allergische Reaktion treffen oder auf entsprechende alternative Medikamente ausweichen. Nahrungsmittel sind dagegen erfreulicherweise nur sehr selten Asthmaauslöser.

Wie steht es mit Schmerzmitteln?

Wenn Sie wegen Kopfschmerzen oder Zahnschmerzen eine Tablette einnehmen und nach zehn Minuten einen gefährlichen Atemnotsanfall bekommen, dann leiden Sie am sogenannten Aspirin-induzierbaren Asthma. Sie sollten in diesem Fall unbedingt auf die Einnahme eines weiteren Schmerzmittels verzichten und einen Arzt aufsuchen. Der Name „Aspirin" taucht in diesem Zusammenhang nur deshalb auf, weil es sich um das älteste Schmerzmittel dieser Art handelt und man im Zusammenhang mit Aspirin diese Asthmaform erstmals beobachtet hat. Auslösend sind aber alle Schmerzmittel, die ähnlich wie Aspirin, also über eine Blockade von Entzündungsstoffen, wirken. Ein Schmerzmittel-Allergiker kann nur auf Medikamente zurückgreifen, deren Wirkung direkt im Bereich des Schmerzzentrums ansetzt. Davon gibt es leider sehr wenige.

Aspirin-induziertes Asthma zählt zu den nicht allergischen Asthmaformen und kann zu allerschwersten bis hin zu lebensbedrohlichen Atemnotsanfällen führen. Auch Röntgenkontrastmittel können zu Asthmaattacken

Sprechen Sie in jedem Fall mit Ihrem Arzt, wenn Sie einmal auf ein Medikament mit einem Asthmaanfall reagiert haben!

führen. Weisen Sie bei einem Arztbesuch immer auf Ihre Asthmaveranlagung hin.

Warum sollen Asthmapatienten keine Betablocker einnehmen?

Bei den sogenannten Betablockern handelt es sich um Medikamente, die bei Herzerkrankungen und bei Bluthochdruck eingesetzt werden. Als Nebenwirkung tritt bei der Einnahme von Betablockern eine Verengung der Bronchien ein, die bei Gesunden keinerlei Folgen hat. Bei Asthmapatienten kann diese Bronchialverengung zu schwersten Anfällen führen. Die Pharmaindustrie versucht inzwischen, mit sogenannten herzspezifischen Betablockern die Nebenwirkungen auf andere Bereiche des Organismus so klein wie möglich zu halten. Diesen Bemühungen ist aber bisher noch kein durchschlagender Erfolg beschieden. Ein Asthmaanfall, der von Betablockern ausgelöst wird, tritt – anders als der Aspirininduzierte Anfall – nicht plötzlich auf. Es bleibt also in der Regel noch genug Zeit, mit Medikamenten dagegen anzugehen.

Entzündungshemmende Schmerzmittel, die sogenannten Betablocker zur Bekämpfung von Herzerkrankungen sowie Röntgenkontrastmittel gehören zu den Medikamenten, die Asthma auslösen können.

Welche Rolle spielen Nahrungsmittel?

Das große Kapitel der Nahrungsmittelallergien muß hier nur der Vollständigkeit halber gestreift werden. Für die Asthmaentstehung sind etwa die bekannten Milcheiweiß-, Tomaten- und Erdbeerallergien nur selten von Bedeutung. Wenn überhaupt spielen Kräuterallergien eine Rolle, wobei auffällt, daß der betreffende Patient häufig schon eine Allergie gegen Kräuterpollen aufweist. Eine besondere Form des Asthmas ist die Mehlallergie mancher Bäcker, das sogenannte Bäcker-Asthma. Es hat sich aus einer im Laufe der Jahre entwickelten Überempfindlichkeit gegen bestimmte Mehlsorten entwickelt. Bäcker-Asthma zählt zu den berufsbedingten Asthmaerkrankungen.

Nahrungsmittelallergien spielen bei der Asthmaentstehung eine untergeordnete Rolle.

Warum tragen Raucher das Asthma-Hauptrisiko?

Ganz allgemein ist es so, daß die Schadstoffbelastung unserer Atemluft zu einer Zunahme der Atemwegserkrankungen führt, insbesondere der chronischen Bronchitis. Wissenschaftliche Untersuchungen beweisen, daß in Regionen mit extrem hoher Luftverschmutzung die Zahl der chronischen Bronchitis im Kindesalter deutlich ansteigt.

Die schlimmste Luftverschmutzung, die wir uns zufügen können, ist meistens hausgemacht: das Zigarettenrauchen. Es ist hier nicht die Rede von den Menschen, die nur 1–2 Zigaretten am Tag rauchen oder die nur an ihrem Geburtstag zur Zigarette greifen. Es geht um die Millionen Zeitgenossen, die regelmäßig mehr als 10 Zigaretten pro Tag rauchen und so ihr Bronchialsystem schwer schädigen, nicht zu reden von dem erhöhten Risiko, an Lungenkrebs oder Herzinfarkt zu sterben.

Woraus besteht Zigarettenrauch?

Nikotin ist nicht der einzige Stoff, der inhaliert wird. Bei der Analyse des Zigarettenrauchs hat man fast 4000 Einzelsubstanzen isoliert. Außerdem werden eine Vielzahl chemischer Verbindungen mitinhaliert, die auf die Schleimhäute einwirken, sich dort in Wasser lösen und dann über den Kreislauf in den Körper aufgenommen werden. Weiter wird beim Inhalieren die Schleimhaut der Bronchien übermäßig mit Rußpartikeln belastet.

Wie schädigt der Zigarettenrauch die Bronchialschleimhaut?

Was die Schädigung der Bronchien angeht, so gilt auch hier das Prinzip „viel macht mehr", das heißt, je mehr man raucht, desto stärker ist der Schaden, den wir unserer Bronchialschleimhaut zufügen. Hier kommt es durch

Zigarettenrauch schädigt die kleinen Flimmerhärchen, die daraufhin ihre Reinigungstätigkeit einstellen.

die Einwirkung von Zigarettenrauch zu einer massiven Schädigung der kleinen Flimmerhärchen. Diese erniedrigen zunächst einmal ihre Schlagfrequenz, um dann ihre Reinigungstätigkeit gänzlich einzustellen. Ergebnis: Der Bronchialschleim bleibt liegen, ballt sich zusammen und muß dann mehr oder weniger mühsam abgehustet werden.

Der Schleimschicht kommt eine wesentliche Bedeutung zu. Hier werden eingedrungene Staubpartikel, Bakterien und Viren zunächst festgehalten und dann vernichtet. Auch diese Abwehrfunktion ist beim Raucher massiv gestört. Es kann niemanden verwundern, daß der Raucher gegenüber dem Nichtraucher ein erhöhtes Risiko an Bronchialinfektionen mit sich trägt. Die meisten Raucher leiden an einer chronischen Bronchitis. Der so gerne verharmloste Raucherhusten ist nichts anderes als Ausdruck einer bereits vorhandenen chronisch entzündlichen Schädigung der Bronchialschleimhaut! Wenn zu einem bereits vorhandenen Defekt der Bronchialschleimhaut, etwa durch Allergie, noch eine Schädigung hinzukommt, können Sie sich die Folgen sicher ausmalen. Vergessen Sie bitte die altbekannte Geschichte des 80jährigen Kettenrauchers, der bis an sein Lebensende munter gequalmt hat. Sicherlich gibt es solche Fälle, aber es handelt sich um eine verschwindend geringe Minderheit.

> **Raucherhusten ist der Ausdruck einer bereits vorhandenen chronischen Entzündung der Bronchialschleimhaut.**

> **Aus alldem ergibt sich nur eine zwingende Schlußfolgerung: das Rauchen muß ohne Einschränkung vollständig eingestellt werden!**

Wie gefährdet sind Pfeifen- und Zigarrenraucher?

Was das sogenannte nichtinhalative Rauchen angeht, so sind die Meinungen hierüber geteilt. Es gibt keine wissenschaftlichen Erkenntnisse über den Zusammenhang zwischen Bronchitis und Zigarren- oder Pfeiferauchen. Man muß jedoch annehmen, daß auch beim Pfeiferauchen ein gewisser Teil der Rauchmenge inhaliert wird, was sicherlich ähnliche Wirkungen hervorruft wie das Zigarettenrauchen.

Welche Bedeutung haben Infektionen der Atemwege?

In der Krankheitsgeschichte vieler Patienten mit Asthma und chronischer Bronchitis finden sich gehäufte Infektionen der Bronchien und Nasennebenhöhlen. Bei manchen Patienten zieht sich so eine Entzündungsvorgeschichte wie ein roter Faden durch das ganze Leben. Dem Arzt wird beispielsweise erzählt, daß man schon als Kind wegen immer wieder auftretender Bronchitisschübe mehrfach an der Nordsee in Kur gewesen sei. Die Entzündungen hätten einen hartnäckigen Charakter angenommen und hätten häufig monatelang bestanden. Wiederholte Antibiotika-Behandlungen seien erforderlich gewesen, bei vielen Patienten wurden die Nasennebenhöhlen mit mehr oder weniger Erfolg operiert.

Nicht ausgeheilte Virusinfektionen stehen häufig am Beginn einer Asthmaerkrankung. Es handelt sich auch hierbei um eine Form des nichtallergischen Asthmas.

Welche Folgen kann eine chronische Bronchitis haben?

Man muß kein Arzt sein, um zu verstehen, daß vielfach wiederholte Entzündungen einer Schleimhaut erheblichen Schaden zufügen. Bei vielen Patienten kommt es im Lauf der Jahre auf dem Boden immer wiederkehrender Bronchitisschübe zur Ausbildung einer chronischen Bronchitis mit Atemnot. Die medizinische Fachsprache hat hierfür das Wort „Infektasthma" geprägt.

Infektasthma führt über die Jahre zu einem echten Teufelskreis: Immer wiederkehrende langandauernde Infektionen führen zu einer chronischen Bronchitis, die chronische Bronchitis schwächt die Abwehrkraft im Bereich der Bronchien.

Der medizinische Fachbegriff „Infektasthma" bezeichnet ein Asthma auf dem Boden immer wiederkehrender Bronchialinfektionen.

Daraus ergibt sich eine verstärkte Infektanfälligkeit mit erneuten, eitrigen Bronchitisschüben, die wiederum eine Verstärkung der chronischen Bronchitis bewirken – der Teufelskreis schließt sich.

Eine über Monate unbehandelte bakterielle Entzündung, die an eitrigem, grün-gelblichem Auswurf erkennbar ist, schädigt die Bronchialschleimhaut in höchstem Maße. Sie führt unweigerlich zu einer chronischen Bronchitis beziehungsweise zur Verstärkung von bereits chronischen Entzündungsvorgängen.

Einige Bakterien besitzen zudem die unangenehme Eigenschaft, selbst Substanzen zu produzieren, die zu einer Einengung der Bronchien führen können. Das erklärt zumindest teilweise, warum die Patienten mit Asthma oder chronischer Bronchitis im Falle einer akuten eitrigen Infektion eine massive Zunahme der Atemnot verspüren.

Husten mit eitrigem, grün-gelblichem Auswurf ist nicht normal (auch nicht bei einem chronischen Bronchitiker) und bedarf der Behandlung durch einen Arzt!

Gibt es einen Zusammenhang zwischen Nasennebenhöhlen und Bronchialasthma?

Ja, es gibt diesen Zusammenhang, und der ist durchaus verhängnisvoll. Viele Bronchialkranke leiden unter einer gleichzeitig auftretenden Nasennebenhöhlenentzündung. Diese kann nach Abklingen der akuten Bronchitis noch weiter bestehen bleiben und dient dann als Erregerreservoir. So steckt sich der Patient gewissermaßen an sich selbst erneut an.

Wie das im einzelnen vor sich geht, liegt noch im dunkeln. Eines ist aber unbestritten: Wenn akute Bronchitis und Nasennebenhöhlenentzündung vorliegen, muß unbedingt beides behandelt werden, in enger Zusammenarbeit zwischen HNO-Arzt und Lungenfacharzt! Eine operative Behandlung der Nasennebenhöhlenentzündung sollte erst nach Ausschöpfen aller „konservativen" Behandlungsmethoden wie Spülungen, Inhalationen oder Antibiotika in Betracht gezogen werden. Nicht selten berichten Patienten nämlich, daß erst die Nasennebenhöhlenoperation den ersten Asthmaanfall ausgelöst hat!

Entzündete Nasennebenhöhlen dienen nach Abklingen einer akuten Bronchitis als Sammelplatz von Erregern, an denen sich der Patient jederzeit erneut anstecken kann.

Ist Asthma vererbbar?

Jeder Mensch trägt bestimmte familiäre Merkmale in sich, die in seinem Erbgut gespeichert sind und die in unterschiedlicher Häufigkeit innerhalb einer Familie weitervererbt werden. Zu diesen Erbkrankheiten zählen zum Beispiel die Bluterkrankheit oder die Rot-Grün-Blindheit. Leider gehört die Veranlagung für ein Asthma bronchiale oder eine chronische Bronchitis auch dazu. Da wir nichts gegen unsere Vererbung unternehmen können, ist Asthma also auch in gewisser Weise eine schicksalhafte Erkrankung. An dieser Stelle jetzt schon ein Rat: Auch im Fall einer Asthmaveranlagung kann man Vorsichtsmaßnahmen treffen. Das Kind eines Asthmatikers sollte es sich zweimal überlegen, ob es mit dem Rauchen anfängt, genauso der Sohn eines Bäckers, der an Mehlstauballergie leidet, ob er den Beruf des Vaters ergreifen will.

Sicher ist, daß die Veranlagung für Asthma weitervererbt werden kann. Über die Höhe der Wahrscheinlichkeit kann man aber keine Aussagen treffen.

Welche Hinweise auf eine Asthmaveranlagung gibt es?

Der Wissenschaft ist es noch nicht gelungen, ein spezielles Gen (Erbanlage) zu ermitteln, daß für die Asthma-Veranlagung verantwortlich ist. Auch wissen wir nichts über den Erbgang der Krankheit. Die Aussage, daß Asthma vererbbar ist, beruht in der Hauptsache auf Beobachtungen aus der medizinischen Praxis.

Es gibt Familienvorgeschichten, in denen gehäuft Asthma oder chronische Bronchitis auftritt. Konkret heißt das, daß es ganze Asthmatikerfamilien gibt, von der Großmutter bis zum Enkel. Eine Pflichtfrage des behandelnden Arztes lautet deshalb: Ist es in Ihrer Familie zu gehäuftem Auftreten von Asthma oder chronischer Bronchitis gekommen? Wenn Sie selbst oder Ihr Ehepartner oder Sie beide Asthmatiker sind, besteht eine erhöhte Wahrscheinlichkeit, daß auch Ihr Kind erkrankt (allerdings besteht bei Asthmakindern eine mehr als 50%ige

Wenn eine Familienveranlagung zur Bronchialinfektion vorliegt, sollen (vor allem bei Kindern) Bronchialinfekte nicht verschleppt werden. Man muß sie sehr sorgfältig auskurieren!

Chance, daß sich das Asthma von selbst verläuft). Ein wunderbares Beispiel für die Bedeutung der weiterver- erbten Asthmaveranlagung führt uns auf die entlegene In- selgruppe Tristan da Cunha im Südatlantik. Die Inseln wurden im Jahr 1506 entdeckt und 1816 von britischen Truppen besetzt. Heute leben dort in relativer Abgeschie- denheit nur 300 Menschen. Ein überproportionaler Pro- zentsatz der Inselbewohner leidet heute an Asthma. Der Grund ist für uns sehr interessant: Unter den ersten 15 Eu- ropäern, die dort siedelten, waren drei Asthmatiker. Die Vermutung liegt nahe, daß diese ihre Veranlagung an ihre Nachkommen weitergegeben haben.

Es gibt Familien, in denen gehäuft Asthma oder chronische Bron- chitis auftritt. Die Familienvorgeschichte ist deshalb für den Arzt ein wichtiges Indiz.

Welche Rückschlüsse können wir aus der Zwillingsforschung ziehen?

Die Zwillingsforschung ist ein humangenetisches Spezi- algebiet, das untersucht, ob und inwieweit Merkmals- unterschiede erbbedingt oder auf Umwelteinflüsse zurückzuführen sind. Die Ausgangsbedingungen sind hierbei ideal, da das Erbgut bei eineiigen Zwillingen identisch ist. Wären Erbfaktoren für die Asthmaentste- hung alleine ausschlaggebend, müßten eineiige Zwil- linge immer beide an Asthma leiden. Dies ist aber nicht der Fall.

Es gibt viele Beispiele von eineiigen Zwillingen, von denen der eine Asthma entwickelt hat, der andere kei- nerlei Symptome zeigt. Das kranke Kind muß sein Asthma also erworben haben, möglicherweise durch eine Virusinfektion. Tatsächlich ist der Prozentsatz der gleichzeitigen Ausprägung bei eineiigen Zwillingen nur wenig höher als bei zweieiigen Zwillingen, die nicht en- ger miteinander verwandt sind als andere Geschwister.

Erbfaktoren alleine können also nicht ausschlaggebend für die Asthmaentstehung sein. Es müssen andere Aus- löser in Form von Umweltfaktoren hinzukommen.

Umweltfaktoren sind für die Entstehung von Asthma genauso wich- tig wie genetische Veranlagung.

Gibt es ein psychisch verursachtes Asthma?

An der vielfach gestellten Frage, ob Asthma durch seelische Ursachen ausgelöst werden kann, scheiden sich bis heute die medizinischen Geister.

Vor allem Ärzte, die aus der Psychosomatik kommen, vertreten nach wie vor die Ansicht, daß es eine bestimmte „Asthmapersönlichkeit" gibt, welche allein für die Entstehung der Krankheit verantwortlich ist. Vermutet wurden ängstliche, labile und auch kontaktschwache Charaktere.

Es sind in jüngerer Zeit viele wissenschaftliche Untersuchungen angestellt worden, die den Nebel etwas gelichtet haben. Danach ist klar: Es gibt weder eine Asthmapersönlichkeit noch eine bestimmte Persönlichkeitsstruktur, die Asthma auslöst. An Asthma erkranken lebenslustige, depressive, dicke, dünne, schüchterne, selbstbewußte, antriebsschwache und dynamische Menschen gleichermaßen. Die Ursache von Asthma liegt immer im körperlichen Bereich, man muß nur sorgfältig genug danach suchen. In der Regel steckt dann doch ein Infekt oder eine Allergie dahinter.

Kann die Psyche Asthma beeinflussen?

Als Auslöser einer Asthmaerkrankung kommt unsere Psyche nach dem, was wir heute wissen, nicht in Frage. Etwas anderes ist es, ob die Psyche bei einer bestehenden Asthmaerkrankung einen verstärkend unheilvollen (oder umgekehrt heilenden) Einfluß ausüben kann. Vielleicht können auch Sie darüber berichten, daß seelische Erschütterungen bei Ihnen zu einer Verschlechterung der Atemsituation führen. Andererseits kann Ihnen autogenes Training helfen, einen Asthmaanfall in Schach zu halten. In beiden Fällen ist das vegetative Nervensystem beteiligt. Über den Vagusnerv bringt es die Bronchialmuskulatur zur Verkrampfung, über den Sympathikusnerv zur Erschlaffung. Jede symphatische Erregung erweitert also die Bronchien, während ein Überwiegen der Vagusreaktion, etwa bei einer seelischen Erschütterung oder einer unangenehmen Tätigkeit, zu einer Verengung der Bronchien führt.

Ein starker psychischer Reiz ist ohne weiteres in der Lage, einen Asthmaanfall auszulösen. Es gibt beispielsweise Fälle, in denen bereits der schiere Anblick einer Katze bei einem Tierhaarallergiker einen Anfall auslöst. Der Patient nimmt in diesem Fall seine zu erwartende Atemnot mit allen unangenehmen Begleiterscheinungen psychisch vorweg. Diese negative Erfahrung löst Angststreß und eine entsprechende bronchialverengende Vagusreaktion aus. Der Asthmaanfall tritt in diesem Fall ein, bevor ein direkter Kontakt mit dem Allergen besteht.

Psychische Faktoren (Streß oder Angst) können über das vegetative Nervensystem einen Asthmaanfall begünstigen.

Kann Asthma die Psyche beeinflussen?

Sie haben gelesen, wie psychische Ursachen Asthmaanfälle auslösen können. Es gibt allerdings auch Verbindungen in die Gegenrichtung. Das Erleben bedrohlicher Atemnotzustände und die Angst vor dem nächsten Anfall nehmen auch Einfluß auf die psychische Verfassung und die Persönlichkeit des Patienten.

Vor allem, wer selbst schwer an Asthma leidet und die lebensbedrohenden Gefühle bei einem Anfall kennt, wird nachvollziehen können, daß es unter diesen Umständen schwer ist, eine optimistische und lebensfrohe Persönlichkeit zu entwickeln. Vielleicht hat diese Tatsache die Psychosomatik dazu verleitet, von einer bestimmten „Asthmapersönlichkeit" zu sprechen. Übersehen wurde dabei nur, daß diese „Asthmapersönlichkeit", wenn es sie denn gibt, keinesfalls als Ursache einer Asthmaerkrankung, sondern allenfalls als deren Folge anzusehen wäre.

Warum ist die chronische Entzündung so bedeutsam?

Sie haben nun eine ganze Menge gelesen über Allergien, Zigarettenrauchen, immer wieder auftretende Bronchialinfektionen und familiäre Veranlagung für Asthma und chronische Bronchitis. Vielleicht ist Ihnen aufgefallen, daß der Begriff „chronische Entzündung der Bronchialschleimhaut" immer wieder auftaucht. Tatsächlich gehen alle Probleme, die Patient und Arzt mit Asthma und chronischer Bronchitis haben, auf das Phänomen der chronischen Entzündung der Bronchialschleimhaut zurück.

Wie kommt es zu einer chronischen Entzündung?

Am besten läßt sich die Entstehungsgeschichte einer chronischen Entzündung der Bronchialschleimhaut anhand eines kleinen Beispiels verdeutlichen: Stellen Sie sich einmal vor, Sie haben die Wand Ihrer Küche mit einer Tapete mit wasserfestem Anstrich versehen, und vor dieser Wand befände sich ein Spülbecken, so daß es immer wieder zu Wasserspritzern an der Wand kommt. Solange der wasserfeste Anstrich Ihrer Tapete intakt ist, das heißt keine Lücken, Löcher oder Risse aufweist, passiert in der Regel nichts. Das Wasser läuft an dem wasserfesten Anstrich hinunter, und die dahinterliegende Wand bleibt unbeschädigt.

Nun lassen Sie es durch äußere Einflüsse (eine schlecht verlegte Tapete, mangelhafter Anstrich, Beschädigung der Oberfläche) zu Lücken in diesem wasserfesten Anstrich kommen. Das Wasser kann hinter die Tapete dringen, sie löst sich teilweise ab, und es entstehen bleibende Schäden. Die Löcher werden immer größer, dem Eindringen von Wasser wird nun nichts mehr entgegengesetzt und die Schädigung schreitet andauernd fort. Im Prinzip beschreibt dieses Beispiel genau das, was im Laufe von Jah-

Nur wenn es gelingt, die chronisch entzündlichen Veränderungen in der Bronchialschleimhaut zu bekämpfen, kann die Erkrankung erfolgreich behandelt werden.

46

ren mit Ihrer Bronchialschleimhaut passiert. Immer wiederkehrende schädliche Einflüsse verursachen langsam, aber sicher eine Zerstörung der Oberfläche, die dann erneuten Schäden nichts mehr an Widerstandskraft entgegenzusetzen hat. Und so ist es auch zu erklären, daß bei vielen Patienten häufig die Summe vieler kleiner Schäden zu Asthma oder zu chronischer Bronchitis führt.

Die häufige Kombination beispielsweise von Allergien und vermehrten Bronchialinfekten oder die familiäre Veranlagung in Verbindung mit Zigarettenrauchen und immer wiederkehrenden Bronchialinfekten führt letztendlich zu einer chronischen Entzündung der Bronchialschleimhaut. Bei vielen, vor allem älteren Patienten ist es dann im Grunde genommen nur noch historisch interessant festzustellen, wodurch diese Krankheit ursprünglich entstanden sein könnte.

Welche Konsequenzen hat eine chronische Entzündung?

Die fortschreitende und andauernde Schädigung der Bronchialschleimhaut hat für den Gesundheitszustand des Patienten fatale Folgen. Die chronische Entzündung führt zu einer zunehmenden Auflösung der intakten Schleimhaut und zerstört die für die Reinigung zuständigen Flimmerhärchen. Der Schleim wird nicht mehr auf normalem Weg abtransportiert, sondern muß mühsam abgehustet werden. Die gesamte Infektabwehr ist gestört. Die eingeatmeten Allergene können in der Folge leichter und müheloser in die Bronchialschleimhaut eindringen und dort ihre uns bereits bekannte allergische Reaktion auslösen. Viele Asthmaforscher sehen keinen allzugroßen Unterschied mehr zwischen Asthma und chronischer Bronchitis und sprechen daher von einer chronischen Bronchitis mit allergischer Ursache.

Häufig führt die Summe vieler kleiner Schäden an der Bronchialschleimhaut zu einer chronischen Entzündung und letztlich zu Asthma oder chronischer Bronchitis.

Eine chronische Entzündung zerstört die Infektabwehr. Die Bronchialschleimhaut ist den eindringenden Allergenen schutzlos ausgeliefert.

Was bedeutet bronchiale Überempfindlichkeit?

Fast alle Patienten mit Asthma und sehr viele Patienten mit chronischer Bronchitis weisen ein Phänomen auf, das man als „bronchiale Überempfindlichkeit" bezeichnet. Der medizinische Fachausdruck hierfür lautet „hyperreagibles Bronchialsystem". Darunter versteht man eine krankhaft gesteigerte Reizbarkeit der Bronchien. Es ist von Einzelfall zu Einzelfall verschieden, ob die bronchiale Überempfindlichkeit am Anfang der Asthmaerkrankung stand oder sich erst im Lauf der Zeit hinzugesellt hat. Eigentlich ist es auch unerheblich, für uns genügt es zu wissen, daß es sich um eine ganz typische krankhafte Veränderung des Bronchialsystems bei Asthmakranken handelt.

Welche Reize irritieren das überempfindliche Bronchialsystem?

Vielen von Ihnen wird aufgefallen sein, daß sie ausgesprochen empfindlich gegenüber jeder Art von Gerüchen oder Dämpfen reagieren. Dabei kommt es gar nicht darauf an, um was es sich da im Einzelnen handelt. Beispielhaft seien nur erwähnt: Parfüm, Haarspray, Küchendunst, Zigarettenrauch, Dieselabgase, Farbengeruch, Lösungsmittel oder Kaltluft. Diese Beispiele sind keineswegs vollständig. Sie zeigen aber, daß es sich nicht um die eingeatmete Substanz im einzelnen handelt, wie etwa bei einer Allergie, sondern um die Tatsache, daß Substanzen irritierend auf das Bronchialsystem einwirken. Der Asthmatiker oder chronische Bronchitiker reagiert in diesen Fällen „überempfindlich".

Welche Symptome treten auf?

Das überempfindliche Bronchialsystem gibt sich in der Regel durch einen schlagartig einsetzenden, äußerst unangenehmen Reizhusten („Kratzhusten") zu erkennen, der auch noch über die Dauer der Inhalation hinausreicht. Dieser Husten kann äußerst quälend sein, ist in der Regel nicht mit Auswurf verbunden und mündet bei manchen Patienten in einen schweren Asthmaanfall.

In diesem Fall genügt sogar der mechanische Reiz, der mit einem Hustenanfall einhergeht, um einen Asthmatiker in schwere Atemnot zu bringen. Die bronchiale Überempfindlichkeit kann auch einmal nach einer schweren Bronchialinfektion auftreten und monatelang anhalten, auch bei sonst völlig gesunden, nichtrauchenden Personen. Bei den meisten – sonst bronchialgesunden – Patienten bildet sich dieser Reizhusten beziehungsweise die bronchiale Überempfindlichkeit von selbst zurück. Ist dies nach drei Monaten nicht der Fall, muß spätestens dann eine entsprechende ärztliche Behandlung einsetzen, da sich sonst eine chronische Bronchitis entwickeln kann.

Nach Inhalation eines Reizstoffes kommt es zu einem Reiz- und Kratzhusten ohne Auswurf, der bei manchen Patienten zu einem schweren Asthmaanfall führt.

Zahlreiche Reize können bei einem überempfindlichen Bronchialsystem ein Zusammenziehen der Muskeln und dadurch eine Bronchialverengung verursachen.

glatte Bronchial-
muskulatur zieht
sich zusammen

chemische Schadstoffe

Gase

Gerüche

Staub

Luftverschmutzung

Tabakrauch

Arzneimittel

kalte Luft

Infektionen

Streß

Dauerlauf

Ist Asthma eine Kinderkrankheit?

Natürlich gehört Asthma nicht zu den klassischen Kinderkrankheiten wie etwa Keuchhusten, Masern, Mumps und Windpocken. Richtig ist aber, daß Kinder häufiger an Asthma erkranken als Erwachsene. Im Erwachsenenalter liegt die Asthmahäufigkeit bei 3–6 %, aber 8–12 % aller Kinder leiden irgendwann einmal an Asthma. Jungen sind davon häufiger betroffen als Mädchen. Jungen verlieren ihr Asthma nach der Pubertät eher als Mädchen, es tritt bei ihnen aber häufig nach dem 45. Lebensjahr wieder auf. Bei rund drei Viertel aller Asthmafälle im Kindesalter sind Allergien Mitverursacher der Krankheit. Bei Erwachsenen liegt dieser Prozentsatz deutlich niedriger. Etwa jedes vierte Kind, das an einer obstruktiven Bronchitis leidet, entwickelt diese weiter zu einem Bronchialasthma.

Kinder erkranken etwa doppelt so häufig an Asthma wie Erwachsene. Jungen sind davon häufiger betroffen als Mädchen.

Die Häufigkeit von Asthmaerkrankungen bei Kindern nimmt zu, wenn die Eltern rauchen!

Was versteht man unter Anstrengungsasthma?

Das sogenannte Anstrengungsasthma tritt bei Erwachsenen selten, häufig aber bei Kindern auf.

Nach dem Fußballspielen oder Herumtoben treten die typischen Asthmasymptome auf. Und dies zu einem Zeitpunkt, an dem die Anstrengung schon längst vorbei ist und Gesunde wieder normal atmen.

Bis heute sind die Ursachen des Anstrengungsasthmas noch nicht restlos geklärt. Gesichert läßt sich allenfalls feststellen, daß auch hier das überempfindliche Bronchialsystem maßgeblich beteiligt ist. Glücklicherweise klingen die Beschwerden in der Regel ab, je älter das Kind wird. Sie sollten Ihrem Kind aber keinesfalls eine sportliche Betätigung verbieten. Als besonders geeignete Sportart empfiehlt sich Schwimmen, vorzugsweise in geheizten Schwimmbädern.

Kinder, die an Anstrengungsasthma leiden, sollten nicht gänzlich auf Sport verzichten.

50

Wichtiges auf einen Blick

◆ Es gibt allergisches und endogenes (von innen ent-
standenes) Asthma.

◆ Asthma und chronische Bronchitis lassen sich auf
eine chronische Entzündung der Bronchialschleimhaut zurückführen.

◆ Alle Asthmatiker leiden an einem überempfindlichen
Bronchialsystem.

◆ Einem Asthmaanfall gehen ein Druck im Brustkorb
und ein unstillbarer Husten voraus.

◆ Bei einem Asthmaanfall kommt es zu einer Ver-
schleimung und Verengung der Bronchien.

◆ Asthma ist ein Anfallsleiden, das vorzugsweise
nachts oder in den frühen Morgenstunden auftritt.

◆ In der Spätphase eines unbehandelten Asthmas werden die beschwerdefreien Intervalle immer kürzer.

◆ Allergien zählen mit zu den Hauptverursachern einer Asthmaerkrankung.

◆ Beim Abwehrkampf der Antikörper mit den Allergenen werden Entzündungsstoffe frei, welche die
allergische Reaktion hervorrufen.

◆ Man unterscheidet zwischen saisonalen (Pollen) und
ganzjährigen Allergenen (Tierhaare, Hausstaubmilben).

◆ Auch Medikamente, vorzugsweise Schmerzmittel,
können Asthma auslösen.

◆ Zigarettenrauch schädigt die Bronchialschleimhaut.
Raucher tragen ein Asthmahauptrisiko!

◆ Ständige Infektionen der Bronchien und Nasennebenhöhlen stehen in einer Wechselwirkung zu
Asthma.

◆ Die Anlage für Asthma ist vererbbar. Erbfaktoren
sind aber nicht allein ausschlaggebend.

◆ Psychische Faktoren können Asthma nicht auslösen,
aber den Verlauf einer Krankheit beeinflussen.

◆ Bei Kindern tritt Asthma, vor allem allergisches
Asthma, häufiger auf als bei Erwachsenen.

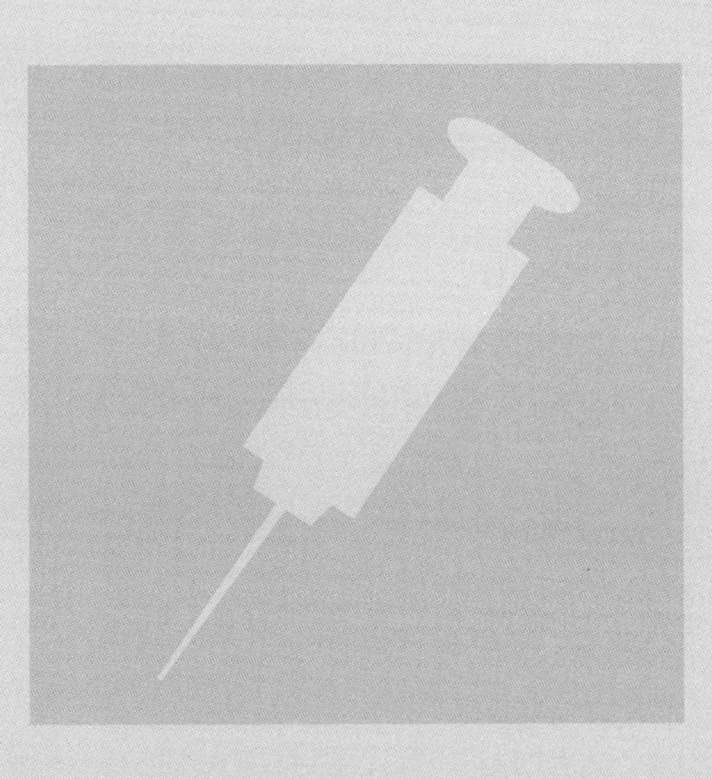

Wie wird Asthma behandelt?

Wenn Sie und Ihr Arzt die Vorgeschichte Ihrer Asthmaerkrankung offengelegt haben, ist und bleibt die medikamentöse Therapie die Basis einer erfolgreichen Asthmabehandlung. Hier hat die Medizin in den letzten Jahren große Fortschritte erzielt. Prinzipiell stehen dem Arzt zwei Gruppen von Medikamenten zur Verfügung: Medikamente zur Erweiterung der Bronchien und Medikamente zur Behandlung der chronischen Entzündung der Bronchialschleimhaut. Entscheidend für den Erfolg der medikamentösen Behandlungsstrategien ist, daß der Patient die vom Arzt angeordneten Maßnahmen konsequent befolgt.

Welche Fragen stellt der Arzt?

Um eine zutreffende Diagnose stellen zu können, wird der Arzt Ihnen eine Reihe von Informationen abverlangen, welche die Krankheitsvorgeschichte (Anamnese) betreffen. Am besten, sie machen sich schon vorher Gedanken (oder auch Notizen) zur Vorgeschichte und zur Ausprägung ihrer Krankheit. Es kommt nämlich ganz wesentlich darauf an, daß Sie diese Fragen nach bestem Wissen korrekt beantworten. Nach Erhebung der Krankheitsvorgeschichte wird der Arzt sie körperlich untersuchen und eine Reihe von Tests unternehmen. Nur so kann er die Ursache ihrer Krankheit eingrenzen, deren Schweregrad bestimmen und so zur richtigen Behandlungsstrategie finden.

Wie können Sie sich auf den Arztbesuch vorbereiten?

Gehen Sie die folgenden Punkte in Gedanken durch, ehe Sie Ihren Arzt aufsuchen. Je klarer die Antworten, um so leichter wird dem Arzt die Diagnose fallen. Ihr Arzt wird Sie befragen oder sich gegebenenfalls selbst Klarheit darüber verschaffen, ob bei Ihrem Husten pfeifende Atemgeräusche auftreten. Diese sind ein wichtiger Hinweis auf eine stärkere Einengung der Bronchien mit wichtigen Behandlungskonsequenzen.

Schildern Sie Ihrem Arzt so exakt wie möglich Ihre körperliche Belastbarkeit. Diese können Sie daran abschätzen, ob sie ein Stockwerk hochlaufen können, ohne ausruhen zu müssen. Auch ein Patient im fortgeschrittenen Alter geht, wenn er nicht extrem übergewichtig ist, ohne Probleme ein Stockwerk, ohne anzuhalten!

Versuchen Sie sich im Fall einer Allergie daran zu erinnern, zu welchem Zeitpunkt im Jahr der Höhepunkt Ihrer Beschwerden eintritt. Wenn Sie ganzjährige Beschwerden verspüren, ermitteln Sie, ob es bestimmte Perioden gibt, an denen Sie besonders stark an Atemnot leiden oder beschwerdefrei sind. Versuchen Sie sich zu erinnern, wieviel Auswurf Sie jeden Tag abhusten.

Denken Sie außerdem darüber nach, ob und wenn ja, wer in ihrer Familie an Asthma oder chronischer Bronchitis leidet. Der Arzt wird Sie nach Ihrem Beruf fragen, klopfen Sie Ihren Arbeitsplatz und seine Umgebung auf mögliche asthmaauslösende Faktoren ab. Erwähnen Sie auch besondere Hobbies wie Heimwerken oder Tierhaltung.

Wenn Sie wegen einer anderen chronischen Erkrankung regelmäßig Medikamente einnehmen müssen, sollten Sie diese dem Arzt mitteilen. Wenn Sie einen Asthmaspray benutzen, merken Sie sich die ungefähre Zahl der Spraystöße, die sie tagsüber oder während der Nacht benötigen.

Warum ist eine Vertrauensbasis zwischen Arzt und Patient wichtig?

Die vielbeschworene Vertrauensbasis zwischen Arzt und Patient bedeutet nichts anderes, als daß man sich aufeinander verlassen können muß. Der Patient muß sicher sein, daß der Arzt über den Problemkreis Asthma umfassend informiert und auf dem neuesten Stand ist. Der Patient darf erwarten, daß der Arzt ihn über seine Krankheit aufklärt, mit ihm die Therapie bespricht und ihn nicht etwa „abfertigt".

Der Arzt wiederum braucht einen gut informierten und mitarbeitenden Patienten. Eine Bitte in diesem Zusammenhang: Bagatellisieren Sie nichts, sprechen Sie nicht von einem „kürzlich aufgetretenen, leichten Husten", wenn Sie schon seit fünf Jahren regelmäßig morgens fünf Minuten husten müssen, um den Schleim herauszubekommen. Ihr Arzt wird sonst die falschen Schlüsse ziehen.

Zur vertrauensvollen Partnerschaft zwischen Arzt und Patient gehört: Bagatellisieren Sie Ihre Beschwerden nicht. Arbeiten Sie als Patient zuverlässig mit!

Wie bestimmt der Arzt die Funktionsfähigkeit der Lungen?

Nach Erhebung der Krankheitsvorgeschichte wird der Arzt eine Reihe von Untersuchungen durchführen. In der Regel beginnt er mit dem Abhorchen der Lungen (Auskultation). Ein charakteristisches Rasseln, das bei der Luftdurchströmung in den Bronchien entsteht, läßt auf bestimmte Lungenerkrankungen rückschließen.

Vor allem bei Asthma kommt es gelegentlich vor, daß das Röntgenbild keinen Befund zeigt, während verdächtige Geräusche aus dem Brustkorb eine ganz andere Sprache sprechen. Gerade deshalb ist die Auskultation unentbehrlich und auch nicht durch andere Methoden zu ersetzen.

Als nächsten Schritt kann der Arzt einen „Lungenfunktionstest" ins Auge fassen. Eigentlich müßte es ja „Lungen- und Bronchialfunktionstest" heißen, denn Asthma und chronische Bronchitis sind ja keine Erkrankungen der Lunge. Die Lunge wird höchstens durch Asthma und chronische Bronchitis in Mitleidenschaft gezogen. Dennoch hat sich der Begriff so eingebürgert.

Was zeigt die kleine Lungenfunktionsprüfung (Spirometrie) an?

Bei der kleinen Lungenfunktionsprüfung müssen Sie die gesamte Atemluft, die Ihnen zur Verfügung steht, in ein Meßgerät hineinatmen. Bei richtiger Durchführung läßt sich aussagekräftig eine Störung der Lungenfunktion feststellen. Ganz wichtig ist bei diesem Test die gute Zusammenarbeit zwischen Patient und Arzthelferin. Befolgen Sie also gewissenhaft alle Anweisungen. Wenn Sie das Gefühl haben, daß etwas nicht geklappt hat, bitten Sie die Helferin, das Manöver noch einmal wiederholen zu dürfen. Gemessen wird die sogenannte Vitalkapazität, das ist das Volumen der Luft, die Sie mit maximaler Anstrengung ein- und ausatmen können. Außerdem wird auch der „Einsekundenatemstoß"m gemessen, das ist die Menge Luft, die sie bei maximaler Anstrengung innerhalb von einer Sekunde ausatmen können. Bei Gesunden sind das in der Regel 90 % des Lungenvolumens. Wie Sie wissen, ist beim Asthmatiker die Ausatmung behindert. Da die Bronchien mehr oder weniger stark eingeengt sind, müssen Sie sich extrem anstrengen, die Luft wieder aus der Lunge herauszubekommen. Und genau das wird gemessen.

Wenn Sie in einer Sekunde weniger als 50 % Ihrer Lungenkapazität ausatmen, leiden Sie im Augenblick unter einer hochgradigen Einengung der Bronchien (Bronchialobstruktion). Wahrscheinlich wird man Ihnen einen Asthmaspray verabreichen und die Spirometrie wiederholen. Diese Untersuchung zeigt dann, ob Ihnen der Spray geholfen hat.

Wie verläuft die große Lungenfunktionsprüfung?

In einer Kammer, die wie eine Telefonzelle aussieht, wird die sogenannte Bodyplethysmographie durchgeführt. Mit ihr lassen sich auch geringergradige Störungen im Bereich der Lungen- und Bronchialfunktion zuverlässig erfassen. In einfacher Ruheatmung werden der Widerstand, den die Atemwege dem Luftstrom entgegensetzen, und die Menge Luft, die im Brustkorb insgesamt vorhanden ist, gemessen. Beide Werte sind wichtige Zusatzinformationen zur Einschätzung des Schweregrades Ihrer Erkrankung.

Falls Sie unter Platzangst leiden sollten, müssen Sie das Ihrem Arzt sagen. Im Zweifelsfall muß dann bei Ihnen auf die Bodyplethysmographie verzichtet werden. Die Türen der Kammern können übrigens immer von innen geöffnet werden.

Unter Vitalkapazität versteht man das Volumen an Luft, die Sie unter maximaler Anstrengung ein- und ausatmen können. Bei gesunden Menschen liegt die Vitalkapazität bei 4,5 bis 6 Litern.

Ein Bodyplethysmograph ist ein Ganzkörpergerät zur Messung des Atemwiderstandes. In der geschlossenen Kabine werden die feinen Druckunterschiede bei der Bewegung des Brustkorbs registriert.

Was geschieht beim Allergietest?

Wenn ein Allergietest positiv ausfällt, eröffnet sich für den Patienten die Chance, von seinem Leiden befreit zu werden. Allergisch verursachtes Asthma ist heilbar!

Nachdem Ihr Arzt sich einen ersten Überblick über das Ausmaß Ihrer Asthmaerkrankung verschafft hat, wird er speziellere Untersuchungsformen wählen, um Krankheitsursachen einzugrenzen, auszuschließen oder um die Diagnose zu sichern. Wenn beispielsweise aufgrund Ihrer Schilderung anzunehmen ist, daß als mögliche Ursache oder Teilursache Ihres Asthmas oder Ihrer chronischen Bronchitis eine Allergie in Frage kommt, wird Ihr Arzt mit Ihnen einen Allergietest durchführen.

Was ist ein Pricktest?

Beim sogenannten Pricktest werden verschiedene Allergenlösungen in Tropfenform auf die Haut Ihres Unterarmes aufgebracht. Dabei wird mit einer kleinen spitzen Lanzette die Haut angeritzt (engl.: to prick = ritzen) und das Ergebnis nach etwa 15 bis 20 Minuten abgelesen.

Wenn Sie im Pricktest auf ein bestimmtes Allergen positiv reagieren, treten um den entsprechenden Tropfen herum eine starke Rötung und Juckreiz auf. Ist der Allergietest korrekt durchgeführt, kommt es an einer Stelle immer zu einer Rötung und zum Juckreiz. Dieses bewirkt die sogenannte Kontrolllösung. Die positive Reaktion darauf hat nichts mit einer Allergie zu tun.

Allergen-Pricktest am Unterarm. Allergenlösungen werden in die Haut eingeritzt.

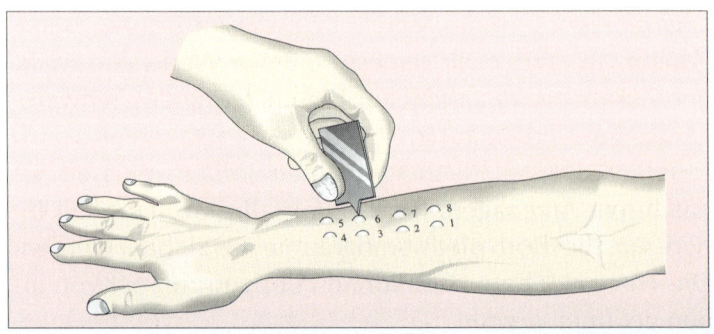

58

Welche anderen
Untersuchungsmethoden gibt es?

Bei der **Blutgasanalyse** wird der Gehalt an Sauerstoff und Kohlendioxid in Ihrem Blut bestimmt. Hierzu wird eine winzige Menge Blut aus Ihrem Ohrläppchen entnommen. Das Ohrläppchen wird mit einer durchblutungsfördernden, brennenden Salbe eingerieben, die Sie bitte nicht ins Auge bringen dürfen.

Da die Blutgasanalyse wichtige Informationen über den Schweregrad Ihrer Lungenfunktionsstörung gibt, ist sie in der Regel bei jedem Besuch Ihres Lungenfacharztes erforderlich.

Eine **Röntgenaufnahme** der Lunge, gegebenenfalls auch der Nasennebenhöhlen, ist für die Sicherung der Diagnose immer notwendig. Gerade bei einer Eingangsuntersuchung, wenn der Arzt erstmals eine entsprechende Asthma- oder Bronchitisdiagnostik bei Ihnen durchführt, müssen dadurch andere Ursachen des Hustens (Lungentuberkulose oder Lungenkrebs) ausgeschlossen werden.

Bei den Allergenlösungen werden Gräser und Getreidepollen, Baumpollen, Kräuterpollen, Hausstaubmilbe, Bettfedern, Schimmelpilze und Tierhaare getestet.

Wann ist ein inhalativer Provokationstest notwendig?

Wenn noch Zweifel bestehen, inwieweit das positive Ergebnis des Pricktests für die Krankheit von aktueller Bedeutung ist, muß ein Provokationstest letzten Aufschluß geben. Dazu inhalieren Sie das in Frage kommende Allergen in hoher Verdünnung. Der Provokationstest sollte allerdings Fachärzten vorbehalten bleiben, da es bei dieser Untersuchung zu einem starken Asthmaanfall kommen kann, der unverzüglich behandelt werden muß.

Ein inhalativer Provokationstest reizt die Bronchien mit dem verdächtigen Allergen.

Wie wirken bronchialerweiternde Medikamente?

Medikamente, welche die verengten Bronchien erweitern, sogenannte Bronchospasmolytika, gehören zu den am häufigsten eingesetzten Mitteln in der Asthmabehandlung. Ihr Vorteil liegt in der schnellwirksamen Bekämpfung der für Asthmapatienten verhängnisvollen Atemnot. Allerdings muß man sich darüber im klaren sein, daß diese Medikamentengruppe nur ein Symptom bekämpft, da es sich bei Asthma ja bekanntlich um einen entzündlichen Vorgang handelt. Sinnvollerweise müssen Bronchospasmolytika im Zusammenhang mit antientzündlichen Medikamenten eingesetzt werden. Beide Gruppen von Medikamenten haben jeweils unterschiedliche Wirkstoffe, die sich in ihrer Wirkung am Bronchialbaum zum Teil ergänzen.

Was sind Beta-2-Sympathomimetika?

Beta-2-Sympathomimetika stimulieren das sympathische Nervensystem, welches die Bronchien erweitert.

Diese Substanz benutzen Sie als Asthmatiker täglich, meist in Form eines Asthmasprays. Sie hat ihren Namen daher, daß sie das sympathische Nervensystem anregt, welches unter anderem dafür sorgt, daß sich die Bronchien erweitern. Die Beta-2-Sympathomimetika sind Abkömmlinge des Adrenalins, eines körpereigenen Hormons, das im Nebennierenmark produziert wird. Ehe die Beta-2-Sympathomimetika auf den Markt kamen, war das Adrenalin das einzig verfügbare schnellwirksame Asthmamedikament und wurde als solches auch reichlich eingesetzt. Wegen der erheblichen und unerwünschten Nebenwirkungen ist das Adrenalin nur noch gelegentlich als Notfallmedikament im Einsatz.

Die jetzt im Handel befindlichen Beta-2-Sympathomimetika wirken etwa gleich stark wie das Adrenalin, sie haben jedoch deutlich weniger unerwünschte Nebenwirkungen.

Beta-2-Sympathomimetika haben den Vorteil, daß sie inhaliert, gespritzt und geschluckt werden können und in jedem Fall sehr rasch und sehr stark wirken. Der Nachteil liegt in einer sehr kurzen Wirkungsdauer, in der Regel nicht länger als 3 Stunden. Patienten, die unter einer dauernden Einengung der Bronchien leiden, müssen also nach 3–4 Stunden „nachtanken". Ab Oktober 1995 sind in der Bundesrepublik Deutschland zwei langwirksame Beta-2-Sympathomimetika (Servent und Aeromax) erhältlich. Mit 8 Stunden Wirkungsdauer sind diese beiden Medikamente für Patienten mit nächtlicher Atemnot ein echter Fortschritt. Hauptproblem bei der Anwendung dieser Medikamentengruppe, die überwiegend inhalativ verabreicht wird, ist die mangelnde Inhalationstechnik, auf die später noch näher eingegangen wird.

Beta-2-Sympathomimetika wirken rasch und stark. Die Wirkung hält 3 Stunden, bei der neuesten Generation von Medikamenten 8 Stunden an.

Gibt es unerwünschte Nebenwirkungen?

Die Beta-2-Sympathomimetika führen neben der Bronchialerweiterung zu einer Beschleunigung des Herzschlags, einer Steigerung des Blutdrucks und zu einem charakteristischen feinen Muskelzittern. Diese Nebenwirkungen sind dosisabhängig und individuell äußerst unterschiedlich ausgeprägt. Es gibt Patienten, die bereits nach einem einzigen Sprühstoß Herzklopfen bekommen, andere hingegen überhaupt nicht.

Patienten, die überwiegend unter nächtlicher Atemnot leiden, erhalten das Medikament in der Regel in Form von Tabletten. Hier sind unerwünschte Wirkungen noch stärker ausgeprägt. Abgesehen von den beiden langwirksamen Dosieraerosolen sind Wirkung und unerwünschte Nebenwirkung bei allen Präparaten im wesentlichen gleich ausgeprägt. Die Bemühungen der Pharmaindustrie, Beta-2-Sympathomimetika zu entwickeln, die keine Auswirkungen auf Herz und Kreislauf haben, waren nur mäßig erfolgreich.

Als charakteristische Nebenwirkungen können – je nach Dosis und individueller Verfassung – Muskelzittern und Herzklopfen auftreten.

Eine Abhängigkeit
von Asthmasprays
im Sinne einer Sucht
gibt es nicht.

Wichtiges zu Asthmasprays

Wie oft soll ein Asthmaspray benutzt werden?

▶ Bei andauernder Einengung der Bronchien kann der Spray 3–4mal täglich benutzt werden. Wenn der Spray deutlich häufiger benötigt wird, muß Rücksprache mit dem behandelnden Arzt genommen werden.

Was ist zu tun, wenn man den Spray immer häufiger benutzen muß, die Wirkung aber immer schwächer wird?

▶ In diesem Fall ist ein sehr unangenehmer und auch gefährlicher Effekt eingetreten. Offenbar sprechen die Bronchien aufgrund einer chronischen Überdosierung weniger auf den Asthmaspray an. Dies kann außerordentlich gefährlich werden. Hier muß der behandelnde Arzt unverzüglich benachrichtigt werden. Kortisontabletten können die Ansprechbarkeit der Bronchien auf den Asthmaspray wiederherstellen.

Kann man von einem Asthmaspray abhängig werden?

▶ Eine Abhängigkeit von Asthmaspray gibt es glücklicherweise nicht. Eine regelrechte Sucht wurde noch nie beobachtet. Wenn ein Asthmaspray regelmäßig alle drei Stunden benötigt wird, kann dies ein Anzeichen dafür sein, daß sich die Krankheit verschlechtert hat.

Stimmen die Meldungen über eine erhöhte Sterblichkeit unter Asthmaspray-Benutzern?

▶ Diese Veröffentlichungen beziehen sich auf Untersuchungen aus Neuseeland und Kanada. Die Ursache ist wohl darin zu suchen, daß dort die Dosieraerosole frei verkäuflich sind und viele Patienten ihr Asthma ausschließlich mit Beta-2-Sympathomimetika behandelt haben. Das ist falsch und entspricht auch nicht dem Stand der Wissenschaft. Bei sachgerechter Dosierung und richtiger Anwendung der Dosieraerosole besteht keine Gefahr einer verstärkten Sterblichkeit an Asthma.

Was bewirken Theophyllin-Präparate?

Theophyllin wurde Ende des vorigen Jahrhunderts von deutschen Wissenschaftlern aus Teeblättern extrahiert. Das Medikament kann gespritzt, getrunken und als Tablette eingenommmen werden. Eine Inhalation ist unwirksam.

Die Injektion von Theophyllin gehört zur Standardbehandlung bei einem akuten Asthmaanfall. Die Wirkung setzt sehr rasch ein und äußert sich in einer Erweiterung der Bronchien und in einer Verstärkung der Beweglichkeit des Zwerchfells.

In der Regel wird Theophyllin als sogenannte Retardtablette verabreicht, das sind Tabletten, die ihren Wirkstoff langsam über den ganzen Tag verteilt freisetzen. Vor kurzem hat man eine zusätzliche Wirkung von Theophyllin entdeckt: Die Substanz ist in der Lage, Entzündungsvorgänge in der Bronchialschleimhaut wirksam zu beeinflussen.

Die unerwünschten Wirkungen des Theophyllins sind dosisabhängig und ähneln denen von Koffein. Dazu gehören Unruhegefühl, schneller Herzschlag, innerliches Zittern, Magenschmerzen und Sodbrennen.

Wann verschreibt der Arzt Anticholinergika?

Anticholinergika werden inhaliert und sind weniger für Asthma als für die chronisch obstruktive Bronchitis geeignet. Die Substanzen wirken dem Einfluß des Nervus vagus entgegen, der unter anderem eine Engerstellung der Bronchien bewirkt. Da die Substanz etwa 15–20 Minuten zum Eintritt der Wirkung braucht, sind Anticholinergika bei einem akuten Anfall nicht einsetzbar. Sie finden jedoch häufig Verwendung in Kombination mit einem schnell wirksamen bronchialerweiternden Medikament (Betasympathomimetikum). Diese Kombination, das Dosier-Aerosol Berodual, ist eine sinnvolle Asthmabehandlung.

Theophyllin als Injektion oder getrunken wirkt sehr schnell und ist daher ein außerordentlich gutes Notfallmedikament.

Neben seiner bronchialerweiternden Wirkung hat Theophyllin auch einen antientzündlichen Effekt, der bei der Asthmabehandlung willkommen ist.

Was bewirken Mittel mit antientzündlichem Effekt?

Der Behandlung der chronischen Entzündung in der Bronchialschleimhaut kommt entscheidende Bedeutung zu, denn nur dadurch kann die eigentliche Ursache der Erkrankung bekämpft werden. So wichtig auch die bronchialerweiternde Behandlung für den Asthmatiker ist, so muß doch klar festgestellt werden, daß derjenige Asthmatiker oder chronische Bronchitiker, der seine Krankheit nur mit bronchialerweiternden Mitteln behandelt, die eigentlich entscheidende Krankheitsursache, nämlich die chronische Entzündung in der Bronchialschleimhaut, außer acht läßt. Nur eine konsequente antientzündliche Behandlung – in Kombination mit bronchialerweiternden Medikamenten – verspricht auf Dauer Erfolg.

Hier müssen die Ärzte noch viel Aufklärungsarbeit leisten, denn noch geben sich die meisten Asthmatiker damit zufrieden, das zu bekämpfen, was sie unmittelbar empfinden, nämlich die Atemnot. Damit wird aber nur ein Symptom bekämpft, die Ursache der Erkrankung, die Entzündung, bleibt unbehandelt.

Nur eine konsequente Asthmabehandlung mit antientzündlichem Effekt verspricht auf Dauer Erfolg.

Wie nützlich ist Kortison?

Kortison ist das am heftigsten diskutierte Medikament in der Asthmamedizin. Dabei ist Kortison, das kann gar nicht oft genug betont werden, ein körpereigenes Hormon! Es wird in unserer Nebennierenrinde produziert und läßt sich im Blut nachweisen. Kortison wirkt – abhängig von der Dosierung – entzündungshemmend, antiallergisch und vermindert außerdem die verstärkte Schleimproduktion. Ohne daß es selbst eine direkte bronchialerweiternde Wirkung hat, macht es die Bronchialmuskulatur empfindlicher für bronchialerweiternde Medikamente. Mit diesen vielen positiven Eigenschaften

Kortison wirkt entzündungshemmend, antiallergisch und vermindert die verstärkte Schleimproduktion.

müßte Kortison eigentlich das ideale Medikament zur Asthmabehandlung sein. Warum wird es dann nicht als alleinige Behandlung eingesetzt?

Das Problem jeder Kortisonbehandlung sind die unerwünschten Wirkungen, die bei kaum einem Medikament so im Vordergrund stehen wie bei Kortison. Diese Tatsache führt leider sowohl bei Ärzten als auch bei Patienten zu teilweise völlig irrationalen Reaktionen. Kortison ist für Patienten mit schwerem Asthma oder einer chronischen Bronchitis dasselbe lebensnotwendige Medikament wie Insulin für einen Diabetiker. Rund 30 % dieser Patienten verdanken dem Kortison, daß sie überhaupt noch am Leben sind. Patienten beurteilen das Kortison einerseits als segensreiches Medikament und andererseits als wahres Teufelszeug. Die Wahrheit liegt – wie so häufig – in der Mitte: Kortison, richtig dosiert und richtig angewendet, kann den Verlauf einer Asthmakrankheit oder einer chronischen Bronchitis so zum Guten wenden, daß man selbst als Arzt gelegentlich dazu neigt, an Wunder zu glauben.

Dosierung und Art der Anwendung von Kortison entscheiden darüber, ob der Patient außer dem Nutzen auch erheblichen Schaden in Kauf nehmen muß.

Wie wird Kortison verabreicht?

Kortison gibt es in Tablettenform, es kann gespritzt und es kann vor allem inhaliert werden. Die letztere Darreichungsform, die Inhalation, hat in der Asthmabehandlung eigentlich erst den großen Durchbruch gebracht. Um die schädlichen Begleiterscheinungen einer Kortisontherapie zu umgehen, hat man die inhalativen Kortisonpräparate pharmakologisch umgebaut und ihre hauptsächliche Wirkung, die Entzündungshemmung, dabei erhalten. Das macht das Medikament zu einem nahezu idealen Kombinationspartner der inhalativ verabreichten bronchialerweiternden Medikamente.

Inhalativ verabreichtes Kortison ist heute das entscheidende Hauptmedikament, mit dem Asthma und chro-

**Inhalativ verab-
reichtes Kortison ist
die schärfste Waffe
gegen Asthma und
chronische Bronchitis.
Es sollte bei jeder
Form von Asthma
oder chronischer
Bronchitis Anwen-
dung finden.**

nische Bronchitis behandelt werden können. Es wirkt nahezu ausschließlich an der Bronchialschleimhaut und hat – im Vergleich zu Kortisontabletten oder -spritzen – kaum unerwünschte Wirkungen. Deshalb sollten dieses Medikament bei jeder Form von Asthma und chronischer Bronchitis Anwendung finden. Das hat sich leider noch nicht weit genug herumgesprochen.

Kortison-Aerosole dienen nur zur Langzeittherapie. Ihre Wirkung setzt nur langsam ein, es ist deshalb nicht für den akuten Anfall geeignet. So segensreich inhalative Kortisonpräparate auch wirken, bei einem Teil der Patienten genügen sie alleine nicht, um die Erkrankung sicher in den Griff zu bekommen. Kortison muß dann zusätzlich in Form von Tabletten oder Spritzen verabreicht werden. Eine intravenöse Kortisongabe ist in der Regel nur im Notfall nötig. Bei jeder Kortison-Behandlung gilt: Sowenig wie möglich, aber soviel wie nötig!

*Bei einer inhalativen
Kortison-Therapie
kommt der Wirkstoff di-
rekt dort an, wo er ge-
braucht wird: an der
Bronchialschleimhaut.
Der Wirkstoff kann, an-
ders als bei der Tablet-
tentherapie, gezielt ein-
gesetzt werden. Folglich
reduzieren sich auch
die Nebenwirkungen.*

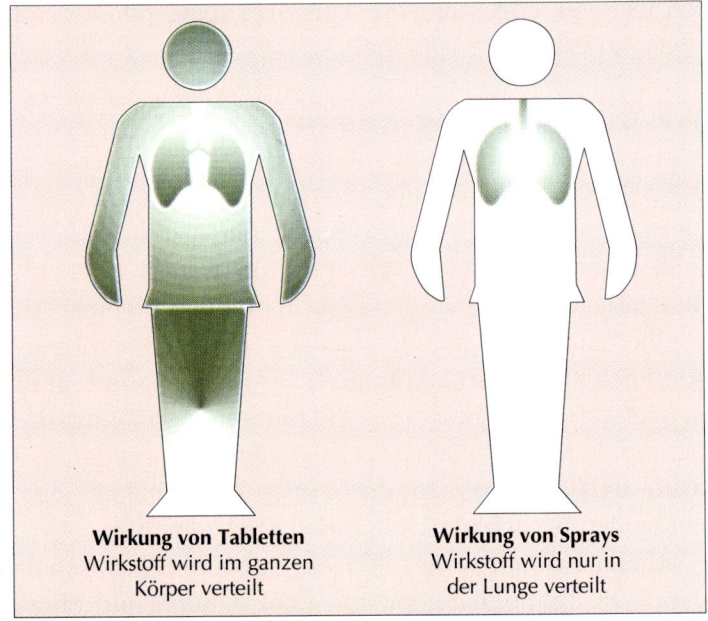

Wirkung von Tabletten
Wirkstoff wird im ganzen
Körper verteilt

Wirkung von Sprays
Wirkstoff wird nur in
der Lunge verteilt

Ist es möglich, die Kortisondosis durch Umstellung von Tabletten auf Inhalation zu reduzieren?

▶ Ja, das ist durchaus möglich. Als Faustregel gilt, daß kortisonhaltiges Spray ungefähr 7,5 bis 10mg Kortison täglich als Tablettendosis einspart. Diese Umstellung muß jedoch sehr behutsam erfolgen. Die Tabletten müssen über mindestens 8 Wochen behutsam reduziert und gleichzeitig inhalatives Kortison verabreicht werden..

Verursacht Kortison Leber- oder Nierenschäden?

▶ Nein, mit solchen Schäden braucht man nicht zu rechnen.

Mit welchen Nebenwirkungen muß man bei der inhalativen Kortisonbehandlung rechnen?

Grundsätzlich sind die unerwünschten Wirkungen der inhalativen Kortisonpräparate immer schwächer als die der Tabletten oder Spritzen. Sie sind dosisabhängig und äußern sich vor allem in einer gelegentlich auftretenden Heiserkeit, die sich nach Absetzen des Medikaments wieder zurückbildet. Daneben kann es, in etwa 5% der Fälle, zu einem Pilzbefall der Mundschleimhaut kommen. Dieses ist zwar keine ernste, aber eine äußerst lästige Komplikation. Zumeist ist dies auf eine mangelhafte Inhalationstechnik zurückzuführen.

In höherer Dosierung kommt es aber auch bei den Kortisonsprays zu den schwereren, sogenannten systemischen Komplikationen. Diese sind aber immer wesentlich geringer ausgeprägt als bei einer Behandlung mit Tabletten. Bei Erwachsenen können blaue Flecken an der Haut (harmlos, aber kosmetisch störend) auftreten, bei Kindern kann das Wachstum gestört sein. Eine Zuckerkrankheit oder eine Knochenentkalkung (Osteoporose) tritt durch inhaliertes Kortison nicht auf.

Systemische Wirkungen sind Wirkungen von Arzneimitteln, wenn diese nach Aufnahme in das Zellinnere (Resorption) und Übertritt in den (systemischen) Kreislauf im ganzen Körper verteilt werden.

Welche unerwünschten Wirkungen können bei hoher Kortison-Dosis auftreten?

Die hier zusammengestellten unerwünschten Nebenwirkungen treten vor allem bei einer hohen Kortison-Tabletten-Dosis in der Langzeittherapie oder bei Kortison-Depotspritzen auf. Der Einsatz von Depotkortisonpräparaten ist streng individuell abzuwägen und kommt als routinemäßige Methode nicht in Frage. Wenn Ihnen beim Lesen dieses Kapitels vielleicht eine Gänsehaut über den Rücken läuft, sollen Sie eines nicht vergessen: Die Wirkungen des Kortisons sind für viele Patienten mit Asthma oder chronischer Bronchitis ein Segen. Jeder Arzt verordnet verantwortungsbewußt Kortison nur, wenn es nicht zu umgehen ist. Hier sind die wichtigsten unerwünschten Wirkungen aus ärztlicher Sicht aufgelistet.

Bei einer kurzfristigen – auch höheren – Dosis treten keine Nebenwirkungen auf. Das gilt auch für eine langfristige, aber niedrig dosierte Einnahme von Tabletten, das heißt von Tagesdosen unter 7,5 mg.

Nebenwirkungen von Kortison

Gewichtszunahme:
▶ Die Gewichtszunahme entsteht durch vermehrte Wassereinlagerung in das Unterhautgewebe sowie durch Appetitsteigerung.

Beide Erscheinungen bilden sich nach Absetzen des Kortisons zurück.

Zuckerkrankheit:
▶ Kommt es zu einer Diabetes, lag die Zuckerkrankheit meist bereits im Verborgenen vor. Nach Absetzen des Kortisons normalisiert sich die diabetische Stoffwechsellage wieder.

Bluthochdruck:
▶ Sollte der Blutdruck ansteigen, normalisiert er sich nach Absetzen des Kortisons wieder.

Hautveränderungen:
▶ Bei einer Dauerbehandlung kann die Haut dünn werden, es treten blaue Flecken und Blutergüsse auf. Nach Absetzen des Medikaments verbleibt meist eine dünne und sehr empfindliche Haut.

Magenschleimhaut – Magengeschwüre:
▶ Beide Komplikationen sind selten und treten vor allem bei Patienten auf, die in ihrer Krankheitsvorgeschichte ein Magengeschwür hatten oder einen empfindlichen Magen haben.

Trübung der Augenlinse (Grauer Star):
▶ Von dieser ernsten Komplikation sind vorwiegend ältere Patienten betroffen. Sie ist nicht rückgängig zu machen und muß bei Fortschreiten operativ korrigiert werden.

Osteoporose (Knochenentkalkung):
▶ Eine der schwerwiegendsten Komplikationen – vor allem bei Frauen – ist eine Knochenentkalkung mit der Neigung zu spontanen Knochenbrüchen, vor allem im Bereich der Wirbelsäule. Die Osteoporose ist nicht rückgängig zu machen und erfordert häufig flankierende Maßnahmen. Trotzdem muß nochmals festgehalten werden, daß auch diese Erscheinung nicht nur von der Höhe der Dosis, sondern auch von der Dauer der Therapie abhängt.

Haarausfall:
▶ Auch Haarausfall ist nach Absetzen des Kortisons wieder rückläufig.

Depression:
▶ Wenn Patienten unter einer Kortisonbehandlung eine traurigere Grundstimmung bekommen, muß an eine Depression gedacht werden. Oft neigen die Patienten schon vorher zu einer Depression. Diese Komplikation ist aber äußerst selten.

Eine falsche Furcht vor Kortison und seinen möglichen schädlichen Auswirkungen kann einen Asthmapatienten das Leben kosten!

Gibt es Ernährungsratschläge für Patienten, die auf Kortison angewiesen sind?

Für Patienten, die auf eine langfristige Kortisontherapie angewiesen sind, empfiehlt sich eine ausgeglichene Ernährungsweise. Sie sollten reichlich Eiweiß (Fleisch, Fisch, Milch), Vitamine, Kalzium (fettarme Milch und Milchprodukte) und Kalium (Aprikosen, Bananen, Gemüse) zu sich nehmen. Außerdem sollten sie auf salz- und zuckerarme Kost sowie auf wenig Kalorienüberschüsse achten.

Was ist bei der Kortisoneinnahme unbedingt zu beachten?

Sie haben gelesen, daß Kortison in individuell streng abzuwägenden Fällen auch als Depotspritze intramuskulär verabreicht werden kann. Die Wirkung ist bei vielen Patienten erstaunlich und übertrifft gelegentlich die Wirkung von Tabletten. Allerdings ist die Injektion von Depotspritzen ein zweischneidiges Schwert.

Viele Patienten gewöhnen sich an die regelmäßige Injektion und vernachlässigen die begleitende Behandlung, vor allem die inhalativ wirkenden Kortison-Medikamente. Auch wird die körpereigene Kortisonproduktion durch die Depotspritze stärker eingeschränkt als durch Tabletten.

Wenn Kortison über einen Zeitraum von mehr als vier Wochen als Tabletten oder Spritzen verabreicht wird, darf das Medikament niemals schlagartig abgesetzt werden. Da die medikamentöse Zufuhr von Kortison die körpereigene Kortisonproduktion gedrosselt hat, kann der Körper selbst nicht sofort die benötigte Menge des Hormons bereitstellen. Dadurch kann es zu bedrohlichen Kortisonmangelzuständen kommen. Deshalb muß die tägliche Kortisondosis über einen längeren Zeitraum nach einem bestimmtem Schema herabgesetzt werden.

Sollte bei Ihnen ein chirurgischer Eingriff notwendig sein, muß der Chirurg unter allen Umständen auf eine Dauerkortisonbehandlung hingewiesen werden, damit vor, während und nach der Operation keine Unterbrechung der Kortisongabe eintritt.

Welche anderen entzündungshemmenden Medikamente gibt es?

Neben den Kortisonpräparaten gibt es noch zwei andere Gruppen von Medikamenten, die eine deutlich schwächere, wenn auch nachweisbare Wirkung, haben. Es handelt sich um Cromoglycinsäure (Dinatriumcromoglykat) und Nedocrimil. Diese Medikamente stabilisieren die Wand der Mastzellen und verhindern dadurch die Ausschüttung von Entzündungsstoffen. Sie sind bei leichteren Formen von Asthma oder chronischer Bronchitis brauchbar. Von Vorteil ist die fast völlige Nebenwirkungsfreiheit. Cromoglycinsäure wird bei Asthma und der chronischen Bronchitis ausschließlich inhalativ verabreicht, wobei der Schwerpunkt eindeutig in der Asthmabehandlung liegt. Es kann als Dosieraerosol (Intal®, DNCG®, Pulbil®) oder als Inhalationslösung verabreicht werden. Bei Kindern wirkt es deutlich stärker als bei Erwachsenen. Bei nicht ausreichender Besserung muß jedoch auf inhalierbares Kortison übergegangen werden.

Die Cromoglycinsäure wird überwiegend als Kombinationspräparat in Verbindung mit einem bronchialerweiternden Medikament angeboten (Aarane®, Allergospasmin®, Ditec®). Dabei macht man sich die ergänzende Wirkung beider Medikamente zunutze. Das Nedocrimil ist eine Weiterentwicklung des DNCG. Es ist etwas stärker und länger wirksam und wird zweimal täglich verabreicht. Nedocromil steht ausschließlich als Dosieraerosol (Tilade®, Halamit®) zur Verfügung und hat bisher keine allzugroße Verbreitung erfahren.

Wenn Kortison länger als 4 Wochen in Form von Tabletten oder Spritzen verabreicht wird, darf das Medikament niemals schlagartig abgesetzt werden!

Wie sieht die Standard- behandlung aus?

Bei nur gelegentlich auftretenden Asthma- anfällen (weniger als zwei pro Woche) ist es ausreichend, bei Bedarf ein bronchialerweiterndes Medikament zu inhalieren. Dies trifft beispielsweise auf Patienten zu, die während der Blühsaison etwa einmal pro Woche unter einem allergischen Asthma leiden und Atemnot verspüren. Die meisten Patienten benötigen eine Dauerbehandlung. Dazu hat die Deutsche Atemwegsliga unter Federführung von 20 Asthmaspezialisten ein Stufenschema erarbeitet. Es sieht vor, geringe Beschwerden mit schnell wirkenden Medikamenten zu behandeln und gegen stärkere Beschwerden Medikamente einzusetzen, die eine anhaltende Wirkung haben. Außerdem sollen nach Überzeugung der Deutschen Atemwegsliga auch leichtgradige Asthmatiker so früh wie möglich mit antientzündlichen Medikamenten behandelt werden.

Wie funktioniert die Stufentherapie der Deutschen Atemwegsliga?

Die Dauerbehandlung setzt sich zusammen aus der regelmäßigen Inhalation eines Kortisonpräparates und der bedarfsweisen Inhalation eines bronchialerweiternden Medikaments (Stufe 1). Treten trotz dieser konsequent anzuwendenden Therapie weitere Anfälle auf, wird zunächst die inhalative Kortisondosis auf 8 Sprühstöße pro Tag – nur in Einzelfällen mehr – erhöht und ein bronchialerweiterndes Medikament regelmäßig inhaliert (Stufe 2). Genügt dies nicht, um eine Beschwerdefreiheit herbeizuführen, folgt die zusätzliche Einnahme eines Theophyllinpräparates (400–800 mg pro Tag) (Stufe 3). Genügt dies immer noch nicht, so werden auf der letzten Stufe Kortisontabletten verabreicht (Stufe 4). Zusätzlich ist auch hier anzumerken, daß keine Medikation

Stufentherapie bedeutet, geringe Beschwerden mit schnell wirkenden Mitteln zu behandeln und stärkere Beschwerden mit Medikamenten, die eine anhaltende Wirkung haben.

„ewig" eingesetzt wird, sondern sich ganz nach den individuellen Beschwerden richtet. So kann es durchaus vorkommen, daß sich das Beschwerdebild bessert und das Behandlungsschema von der Stufe 4 wieder auf Stufe 3 oder 2 zurückgenommen wird und somit ein Teil der Medikamente wegfällt.

Was empfiehlt die Stufentherapie bei asthmakranken Kindern?

Bei Kindern wird anders verfahren als bei Erwachsenen, da man davon ausgehen kann, daß die entzündlichen Veränderungen an der Bronchialschleimhaut noch nicht so weit fortgeschritten sind. Im Kindesalter bilden vorbeugend wirkende Substanzen wie Cromoglycinsäure oder Nedocromil die Behandlungsbasis (Stufe 1). Ist damit eine Besserung des Krankheitsbildes nicht möglich, sind zusätzlich die brochialerweiternden Beta-2-Sympathomimetika und gegebenenfalls Anticholinergika zu verabreichen (Stufe 2). Sollten vorbeugende und bronchialerweiternde Medikamente nicht zum Erfolg führen, müssen inhalative Kortisonpräparate zum Einsatz kommen (Stufe 3). Bei sehr schweren Verläufen müssen zusätzlich orale oder intravenöse Theophyllin- und Kortisonpräparate angewendet werden (Stufe 4).

Welche Ziele verfolgt die Stufentherapie?

Das von der Deutschen Atemwegsliga verabschiedete Stufenschema verfolgt mehrere Therapieziele. Zunächst einmal sollen Asthmaanfälle und mit ihnen eine krankheitsbedingte Beeinträchtigung des täglichen Lebens vermieden werden. Außerdem wird die Wiederherstellung und Erhaltung einer normalen oder bestmöglichen Lugenfunktion angestrebt. Für Kinder gilt, daß einer Beeinträchtigung der körperlichen und geistigen Entwicklung vorgebeugt werden muß.

Wie wirksam sind schleimlösende Medikamente?

Schleimlösende Medikamente bekämpfen nur ein Symptom der Krankheit. Am Asthma oder an der chronischen Bronchitis ändern sie nicht das Geringste.

Keine Medikamentengruppe wird bei Asthma und vor allem bei chronischer Bronchitis so häufig verordnet wie schleimlösende Substanzen. Ebenso bestehen bei keiner Medikamentengruppe so viele Zweifel an ihrer Wirksamkeit. Schleimlösende Medikamente sind für viele Patienten und auch für viele Ärzte ein Routinemedikament, obwohl es bis heute nicht gelungen ist, den entscheidenden Einfluß auf Verlauf und das Ausmaß der Erkrankung nachzuweisen. Nur wenige Patienten profitieren wirklich von der Einnahme dieser Medikamente. Wichtig wären diese Medikamente bei Patienten, denen ein extrem zäher Schleim erhebliche Probleme beim Abhusten bereitet.

Um es klar und deutlich auszudrücken: Durch die regelmäßige Einnahme schleimlösender Medikamente ändert sich am Asthma oder an der chronischen Bronchitis nicht das Geringste.

Man kann das mit einem ständig tropfenden Wasserhahn vergleichen, um den man einen Lappen legt. Dann hört man zwar kein Tropfen mehr, aber an der eigentlichen Ursache des Tropfens – der kaputten Dichtung – ändert sich nicht das Geringste.

Was tun gegen zähen Schleim?

Wenn Sie etwas gegen Ihren Schleim tun wollen, trinken Sie einen Husten- oder Bronchialtee.

Es gibt unzählige Präparate, wobei es keinen wesentlichen Unterschied zwischen chemisch hergestellten Schleimlösern und Pflanzenextrakten gibt, auch Husten- und Bronchialteemischungen haben eine vergleichbar schleimlösende Wirkung. Gelegentlich können nach der Einnahme manchmal recht unangenehme Magenbeschwerden auftreten. Im Grunde kann man sich das Geld für die Medikamente sparen. Wenn Sie trotzdem unbedingt etwas für die Lösung ihres Schleims tun wollen, trinken Sie regelmäßig einen Husten- oder Bronchialtee. In diesem Zusammenhang sei noch erwähnt, daß die bronchialerweiternden Medikamente, die Beta-2-Sympathomimetika, ebenfalls eine gleich starke schleimlösende Wirkung haben wie die eigentlich schleimlösenden Medikamente.

Welche neuen Medikamente zur Behandlung von Asthma gibt es?

Die Wissenschaft arbeitet ständig an der Entwicklung neuer Asthmamedikamente. Zwei Neuentwicklungen werden demnächst auf den Markt kommen.

Dosieraerosol mit einem FCKW-freien Treibgas: Wie wir inzwischen wissen, zerstört das Treibgas FCKW die Ozonschicht der Erde. Der in den Dosieraerosolen verwendete Anteil ist zwar verschwindend gering, dennoch wird die Produktion von FCKW-haltigen Treibgasen demnächst verboten. Damit die Asthmatiker aber nicht auf ihren Spray verzichten müssen, hat die Industrie FCKW-freie Treibgase entwickelt.

Dreh- und Angelpunkt jeder Behandlung von Asthma oder chronischer Bronchitis ist die Hemmung der entzündlichen Veränderungen an der Bronchialschleimhaut. Bisher stehen außer den Kortisonpräparaten und mit gewissen Einschränkungen auch Cromoglycinsäure und Nedocromil keine besseren Medikamente zur Verfügung.

Inzwischen werden von der pharmazeutischen Industrie Präparate entwickelt, die ganz gezielt die Substanzen hemmen, welche für die Entzündung an der Bronchialschleimhaut verantwortlich sind. Nach den bisher vorliegenden Erkenntnissen sind diese Medikamente gut wirksam und vor allem gut verträglich. Sie werden sicherlich als sinnvolle Ergänzung der bisherigen Therapie eingesetzt werden können. Ein Ersatz des Kortisons ist eher unwahrscheinlich.

Mit der Markteinführung von neuentwickelten antientzündlichen Medikamenten, welche die Kortisontherapie ergänzen können, ist frühestens 1997 zu rechnen.

Welche Inhalationssysteme kommen zur Anwendung?

Es gibt zwei Gruppen von Inhalationssystemen, treibgasbetriebene Sprays mit der offiziellen Bezeichnung Dosieraerosole und Pulverinhalationssysteme. Richtig angewendet sind beide Inhalationssyteme durchaus gleichwertig. Bevor die Funktionsweise sowie Vor- und Nachteile der Inhalationssysteme erklärt werden, zunächst einmal ein „Machtwort" aus ärztlicher Sicht: Die Hauptwaffe im Kampf gegen Asthma und chronische Bronchitis ist die medikamentöse Behandlung. Da sich das nicht ändern läßt und Sie Medikamente nehmen müssen, sollten Sie das regelmäßig und nicht nach Gefühl und Laune tun!

Einem Patienten mit schwerem Asthma oder einer chronischen Bronchitis braucht das nicht ans Herz gelegt zu werden, da er das von alleine tut. Problempatienten sind diejenigen mit einer leichten oder mittelschweren Erkrankung. Diese Patienten erachten es für ausreichend, sich nur dann zu behandeln, wenn sie stärkere Beschwerden verspüren. Nehmen Sie die von Ihrem Arzt verordneten Medikamente, insbesondere die inhalierbaren Kortisonpräparate unbedingt regelmäßig, auch dann, wenn Sie beschwerdefrei sind! Dies ist medizinisch zwingend notwendig und keine Willkür!

Benutzen Sie Ihren Asthmaspray unbedingt regelmäßig, auch in beschwerdefreien Phasen!

Wie funktionieren Dosieraerosole?

Asthmasprays sind seit etwa 40 Jahren im Handel, robust und zuverlässig in ihrer Funktion und das am weitesten verbreitete System. Sie vertragen auch eine harte Behandlung und lassen sich von Nässe überhaupt nicht beeindrucken. Extreme Hitzegrade über 70° Celcius ausgeschlossen, funktionieren sie unabhängig von der Außentemperatur. Zudem bemerkt der Anwender, ob Wirkstoff herauskommt oder nicht. Die normale Funk-

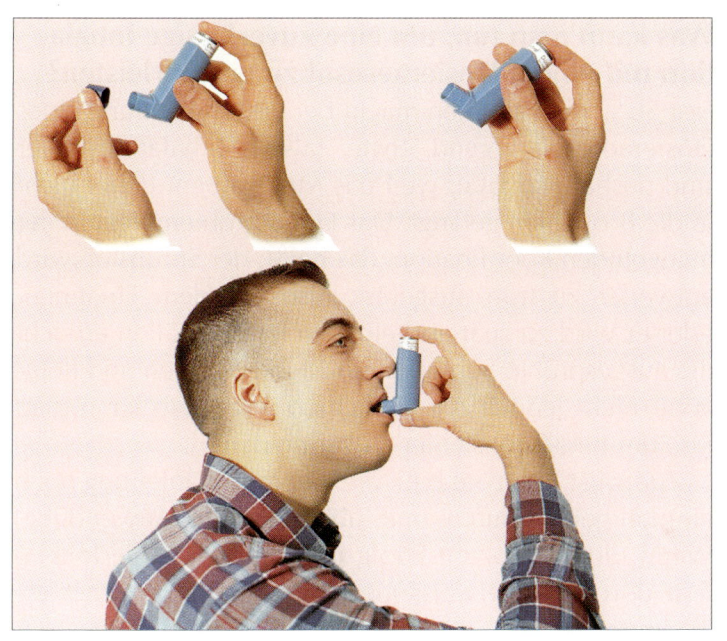

*Die richtige Anwen-
dung eines Dosieraero-
sols ist eine Frage der
Koordination. Wichtig
ist es, nach dem Sprüh-
stoß weiter einzuatmen.*

tion läßt sich durch Auslösen eines Probesprühstoßes
jederzeit kontrollieren, wobei außerdem ein charakteristisches Zischgeräusch zu hören ist. Leider ist es nicht
so einfach, wie es sich liest. Mit kaum einem Inhalationssystem wird soviel Unfug angerichtet wie mit Dosieraerosolen. Häufig benutzen Patienten ihr Dosieraerosol falsch und machen entscheidende Fehler beim
Inhalieren.

Richtig angewendet funktioniert ein Dosieraerosol so:
Sie nehmen die Schutzkappe vom Mundstück, halten das
Spray aufrecht mit dem Mundstück nach unten und
schütteln es kräftig. Dann atmen Sie aus, umschließen
das Mundstück mit den Lippen, atmen kräftig ein und lösen gleichzeitig den Spraystoß durch Drücken auf den
Behälterboden aus. Atmen Sie jetzt weiter tief bis zum
Anschlag ein! Dann halten Sie die Luft etwa 3–4 Sekunden an und atmen langsam durch die Nase wieder aus.

Was kann man tun, um eine zuverlässige Inhalation mit einem Dosieraerosol zu gewährleisten?

Fast 50 % der Patienten macht bei der Anwendung eines Dosieraerosols irgend etwas falsch. Inhalationsfehler sind deshalb so fatal, weil das Medikament dabei nicht in die Bronchien gelangt. Das Hauptproblem liegt in der mangelnden Koordination, das heißt, der Sprühstoß wird entweder zu früh ausgelöst, also vor dem Einatmen, oder er wird zu spät ausgelöst. In beiden Fällen erreicht die ausgesprühte Substanz nur Mund, Rachen und Kehlkopf, nicht jedoch die Bronchien. Was also kann man tun, um Inhalationsfehler zu vermeiden?

Zunächst lesen Sie bitte die Gebrauchsanleitung noch einmal genau durch und üben Sie die Anwendung. Wenn dies nicht zum Erfolg führt, läßt sich die Inhalation durch die Verwendung eines Inhaliervorsatzes erleichtern.

Wie wendet man einen Inhaliervorsatz an?

Zur Anwendung wird der Spray auf den Inhaliervorsatz gesteckt und die vordere Öffnung in den Mund genommen. Zuerst wird der Sprühstoß ausgelöst und dann tief eingeatmet. Damit werden das Auslösen des Sprühstoßes und das Einatmen in zwei Schritte unterteilt. Der Patient atmet nur das ein, was er vorher in den Inhaliervorsatz gesprüht hat. Das führt in der Regel, insbesondere bei Kindern, zu einer korrekten Anwendung. Teilweise sind die Inhaliervorsätze mit einem Einwegventil versehen, damit wirklich nur eingeatmet und nicht in den Inhaliervorsatz ausgeatmet wird, was die Substanz buchstäblich herausblasen würde.

Bei Inhaliervorsätzen bleibt nur wenig Substanz im Mund und auf der Zunge hängen, so daß unliebsame unerwünschte Wirkungen, insbesondere der Pilzbefall, kaum mehr auftreten.

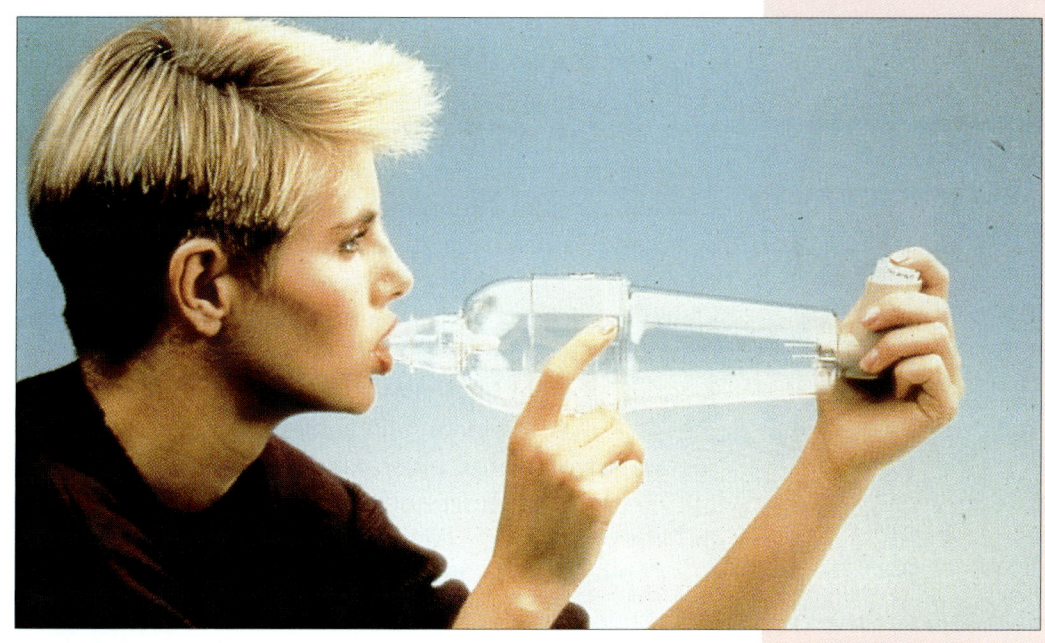

Wie funktionieren atemzugsausgelöste Dosieraerosole?

Natürlich haben sich die Hersteller der Dosieraerosole über das Problem Koordination Gedanken gemacht und Lösungen erarbeitet. Bei atemzugsausgelösten Dosieraerosolen („System Autohaler®") wird das gesamte Inhalationssystem mit einer Feder vorgespannt. Das Spray wird an den Mund gesetzt, und der Unterdruck, der durch die Einatmung erzeugt wird, löst den Sprühstoß aus. Damit scheint das Problem der Koordination gelöst. Dennoch passieren auch hier noch Fehler. Entweder wird nach Auslösen des Sprühstoßes nicht mehr weiter eingeatmet, oder es wird überhaupt nicht richtig eingeatmet und damit der Sprühstoß überhaupt nicht ausgelöst. Dennoch ist der Autohaler® ein Fortschritt, denn nach kurzem Training gelingt es fast allen Patienten, das Spray richtig anzuwenden.

Wenn Sie mit der richtigen Benutzung eines Asthmasprays Probleme haben, kann ein Inhaliervorsatz die Anwendung optimieren. Der Patient atmet ein, was er vorher in den Inhaliervorsatz eingesprüht hat.

Beim „System Autohaler®" wird der Sprühstoß durch den Unterdruck, der beim Einatmen entsteht, automatisch ausgelöst.

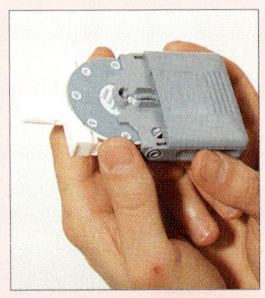

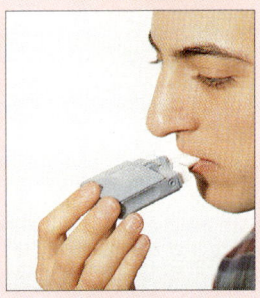

*Beim „Diskhaler"
kommt das Medika-
ment ins Magazin
(Abb. oben). Aus dem
Mundstück wird es ein-
geatmet (Abb. unten).*

**Pulverinhalatoren
vertragen keine Nässe
und müssen von Zeit
zu Zeit gut getrocknet
und gereinigt werden.**

Welche Typen von Pulverinhalatoren gibt es?

Die wichtigsten Medikamente zur Behandlung von Asthma oder chronischer Bronchitis können in Pulverform inhaliert werden, ohne daß ihre Wirkung dadurch beeinträchtigt wird. Angeboten werden drei Systeme:

Beim „System Turbohaler®" befindet sich das Pulver in einem Vorratsmagazin und wird durch eine Drehbewegung in eine Wirbelkammer hochgeschaufelt. Das kleine Gerät wird in den Mund genommen, und der Patient atmet tief ein.

Beim „System Diskhaler®" befindet sich das einzuatmende Pulver in einem scheibenförmigen Magazin. Dieses Magazin wird in einen kleinen Inhalator eingelegt, mit einem Dorn aufgestochen und das Pulver inhaliert. Ein kleiner Nachteil liegt darin, daß ein Magazin nur 4 bis 6 Portionen enthält und regelmäßig nachgeladen werden muß.

Bei Kapselinhalationsystemen (zum Beispiel Inhalator Ingelheim®) wird das Pulver nach Anstechen einer Kapsel eingeatmet.

Welche Nachteile haben Pulverinhalatoren?

Pulverinhalatoren sind mehr oder weniger feuchtigkeitsempfindlich. Eindringende Feuchtigkeit verklumpt das Pulver und beeinträchtigt die Wirksamkeit. Außerdem benötigt der Patient einen kräftigen Atemzug, um das Pulver in Bewegung zu setzen. Ältere Menschen oder Patienten mit hochgradiger Atemnot haben damit oftmals ihre Schwierigkeiten.

Welche anderen Inhalationssysteme gibt es?

Es gibt noch eine Reihe von anderen Systemen, die nur am Rande gestreift werden sollen.

Es gibt zum Beispiel konventionelle, elektrisch betriebene Inhalationssysteme oder Ultraschallinhaliergeräte.

Sie sind in der Regel nicht stärker wirksam als die Dosieraerosole. Druckgesteuerte Inhaliergeräte bieten nur
Vorteile bei fortgeschrittenen Lungen- und Bronchialerkrankungen. Sauerstoffinhaliergeräte filtern aus der
Raumluft über sogenannte Molekularsiebe den Sauerstoff heraus. Ihr Einsatz ist allerdings nur dann erforderlich, wenn die Erkrankung einen chronischen Sauerstoffmangel bedingt.

Alle diese Geräte haben jedoch leider den Nachteil,
daß sie nur stationär und in Reichweite einer Steckdose,
zu Hause oder bei einem Facharzt, angewendet werden
können.

**Wie kann man feststellen, wieviel Medikament ein
Dosieraerosol noch enthält?**
▶ Es gibt eine sehr einfache und praktische Möglichkeit. Sie nehmen den Kanister mit der Wirksubstanz aus
dem Spray heraus und werfen ihn in ein volles Glas
Wasser. Sinkt der Kanister auf den Grund des Glases,
ist er voll, taucht er auf halber Höhe, ist er halbvoll,
schwimmt er ganz oben, ist er fast leer.

**Muß man das Mundstück eines Sprays regelmäßig
saubermachen?**
▶ Auch wenn Sie nicht hineinhusten oder hineinspuk-
ken, es sammelt sich immer ein wenig Sprühsubstanz.
Reinigen Sie das Mundstück mit lauwarmem Wasser
ohne Spülzusatz.

**Sollte man nach Inhalation eines Kortisonpräparates
den Mund spülen?**
▶ Egal ob als Dosieraerosol, mit oder ohne Inhaliervorsatz oder mit einem Pulverinhalator – nach Inhalation
eines Kortisonpräparats verbleibt immer ein Rest in der
Mundhöhle. Sie sollten daher hinterher immer den
Mund gut ausspülen.

**Nach Inhalation eines
Kortisonpräparates
sollte man immer den
Mund gut spülen.**

Wann kommt eine Hyposensibilisierung in Frage?

In die Hyposensibilisierungstherapie wurden zunächst große Hoffnungen gesetzt, die sich leider nicht alle erfüllt haben. Die Hyposensibilisierung, früher auch Desensibilisierung genannt, kommt nur bei allergischen Erkrankungen in Betracht. Die Dauer einer Hyposensibilisierungsbehandlung liegt im allgemeinen bei 2–3 Jahren. Bei dieser Behandlungsmethode wird dem Körper – vereinfacht ausgedrückt – die Substanz, auf die er allergisch reagiert, in sehr geringer Menge und in steigender Dosis injiziert. Ziel ist es, den Körper im Lauf der Zeit gegen die allergisierende Substanz unempfindlich zu machen. Das hört sich nach einer phantastischen Möglichkeit an, die eigentliche Ursache eines allergischen Asthmas wirksam zu bekämpfen. Leider klafft zwischen Theorie und Praxis eine große Lücke.

Hyposensibilisierung bedeutet, dem Patienten sein Allergen in anfangs niedriger und dann immer höherer Dosierung zuzuführen, bis eine Unempfindlichkeit erreicht wird.

Wie sind die Erfolgsaussichten einer Hyposensibilisierung?

Es gelingt leider nur in Ausnahmefällen, einen Asthmapatienten mit einer Hyposensibilisierungsbehandlung von seiner Krankheit zu heilen. Grundsätzlich kann man sagen, daß der Erfolg um so besser ist, je kürzer die Krankheit besteht, je schmaler das Allergenspektrum und je leichter das Ausmaß der Erkrankung ist. Nach aller medizinischer Erfahrung verspricht die Hyposensibilisierung den größten Erfolg bei Pollenallergien. Bei anderen Inhalationsallergien, etwa der Hausstaubmilbenallergie, sind die Erfolgsaussichten weniger gut. Noch geringer sind sie bei Tierhaar- und Schimmelpilzallergien.

Der ideale Patient für eine Hyposensibilisierungsmaßnahme ist somit jung, hat seine allergische Atemwegserkrankung erst seit 1–2 Jahren und leidet unter einer einzigen Allergie (zum Beispiel nur Gräser- und Getreidepollen oder nur Birkenpollen). Diese Einschränkungen bedeuten im Klartext, daß nur relativ wenige Patienten für eine Hyposensibilisierung in Frage kommen.

Die meisten Patienten leiden unter einer sogenannten „polyvalenten Allergie", das heißt, sie reagieren auf ein breites Spektrum von Allergenen. Bei einem allergischen Asthma, das schon jahrelang besteht, ist es meistens als Folge der chronischen Entzündungsvorgänge an der Bronchialschleimhaut bereits zu einem Übergang in die chronische Bronchitis gekommen. Selbst wenn man in der Lage wäre, die Allergie vollständig zu beseitigen, würde immer noch ein Rest an Beschwerden zurückbleiben.

Dennoch sollte man den Nutzen einer Hyposensibilisierungsbehandlung für jeden einzelnen Patienten abwägen. Gelegentlich ist es durchaus ein schöner Erfolg, wenn der Krankheitsverlauf dadurch unproblematischer wird und der Verbrauch an Medikamenten sinkt.

Eine Hyposensibilisierung hat die besten Erfolgsaussichten bei jungen Patienten mit noch nicht lange bestehenden Pollenallergien.

Gibt es unerwünschte Wirkungen bei einer Hyposensibilisierungstherapie?

Nicht unerwähnt bleiben sollen die möglichen Nebenwirkungen einer Hyposensibilisierungsbehandlung. Sogar bei der Injektion eines abgeschwächten Allergens kann es zu schweren bis schwersten allergischen Reaktionen kommen.

Da das Risiko dieser Behandlung sehr hoch ist, sollte eine Hyposensibilisierung nur von Ärzten durchgeführt werden, die über große Erfahrung mit dieser Methode verfügen. Ganz auf eine Hyposensibilisierungstherapie sollte verzichtet werden, wenn eine eitrige Entzündung der Atemwege oder schwerwiegende Leiden wie Rheuma, Leber- und Nierenkrankheiten und Tuberkulose vorliegen. Auch während einer Schwangerschaft muß auf diese Behandlung verzichtet werden.

Wegen der möglichen allergischen Reaktionen sollten nur sehr erfahrene Ärzte eine Hyposensibilisierungsbehandlung vornehmen.

Welche zusätzlichen Behandlungsmöglichkeiten gibt es?

Es gibt noch eine Reihe von anderen Behandlungsarten bei Asthma oder chronischer Bronchitis, die immer wieder als Alternativen genannt werden. Ob Atemgymnastik, Akupunktur oder homöopathische Behandlung, jede für sich genommen wurde schon als allein selig machende Therapieform, als wahre Revolution dargestellt. Nüchtern läßt sich feststellen, daß in vielen Fällen schlicht und einfach Geschäftemacherei dahintersteckt. Die Erfolge dieser Behandlungsformen können sich in keinem der genannten Fälle mit den Behandlungserfolgen der medikamentösen Therapie messen. Im besten Falle kommen Atemgymnastik, Akupunktur oder homöopathische Behandlung als ergänzende Maßnahmen in Betracht.

Atemgymnastik, Akupunktur und homöopathische Behandlungsmethoden kommen allenfalls als ergänzende Maßnahme in Betracht.

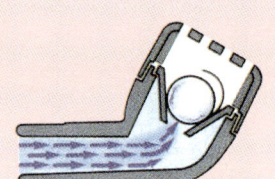

Die beim Ausatmen gegen die Kugel entstehenden Druckschwankungen des „VRP 1" versetzen die Atemluft in Schwingungen. Diese Vibration des Bronchialsystems führt dazu, daß sich der zähe Schleim lockert, von der Bronchialwand löst und leichter abgehustet werden kann.

Wie hilfreich ist Atemgymnastik?

Unbestritten kann Atemgymnastik eine bessere Belüftung der Lungenabschnitte sowie ein leichteres Abhusten von Schleim bewirken. Allerdings läßt sich durch Atemgymnastik kein Asthmaanfall wegatmen. Ebensowenig kann Atemgymnastik den natürlichen Verlauf eines Asthmas oder einer chronischen Bronchitis wesentlich beeinflussen. Meist läßt sich nicht einmal die Menge der Medikamente verringern.

Hilfreich kann ein kleines Gerät sein, das unter dem Namen „VRP 1" im Handel erhältlich und verschreibungspflichtig ist. Das Gerät ist etwa handgroß und wie eine Pfeife gebaut. Beim Hineinblasen wird eine Stahlkugel, die in einen Trichter gelagert ist, hochgepustet und beginnt zu vibrieren. Diese Vibration wird in das Bronchialsystem und den Brustkorb weitergeleitet und bewirkt ein leichteres Ablösen der Schleimfetzen von der Bronchialschleimhaut. Eine Reihe von Patienten berichten, daß sie danach leichter abhusten, andere wiederum bemerken keine Besserung. Wenn Sie Schwierigkeiten mit dem Abhusten von Schleim haben, sollten Sie dieses Gerät einmal ausprobieren.

Was bringt die Akupunktur?

Traditionelle chinesische Körperakupunktur – und nur über diese soll hier gesprochen werden – kann richtig angewendet viel Gutes bewirken. Beim Asthma ist die Wirkung allerdings eher enttäuschend. Obwohl Untersuchungen zeigen, daß nach Anstechen der entsprechenden Punkte der Atemwegswiderstand in den Bronchien zurückgeht, ist die Wirkung mit der von Asthmamedikamenten nicht zu vergleichen. Insofern kommt der Akupunktur beim Asthma und bei der chronischen Bronchitis nur eine untergeordnete Bedeutung zu. Das sehen übrigens auch chinesische Mediziner so.

Bei leichteren Formen einer chronischen Bronchitis kann Akupunktur helfen, Medikamente einzusparen.

Bietet die homöopathische Behandlung einen Ausweg?

Hier scheiden sich die Geister. Man muß als Vertreter der Schulmedizin gar nicht gegen die Homöopathie mit Feuer und Schwert zu Felde ziehen, wenn man die homöopathisch oder naturheilkundlich tätigen Kollegen einfach und nüchtern an ihren Erfolgen mißt. Gibt es Erfolge in der homöopathischen Asthmatherapie, die sich mit denen einer medikamentösen Therapie vergleichen lassen? Die Antwort lautet klar nein. Homöopathen stehen einem Asthma oder einer chronischen Bronchitis eher hilflos gegenüber. Entsprechend gering ist die Zahl der Asthmapatienten, die sich auf Dauer homöopathisch behandeln lassen. Alles, was da in Form von Tropfen oder Tees verabreicht wird, sind in der Regel schleimlösende Substanzen, die jedoch keine wesentliche Erweiterung der Bronchien bewirken.

Die Homöopathie kann in der Asthmabehandlung keine Erfolge vorweisen, die vergleichbar sind mit den Erfolgen einer medikamentösen Therapie.

85

Was ist bei einem akuten Asthmaanfall zu tun?

Vielleicht schlagen Sie dieses Kapitel gerade auf, weil Sie sich mitten in einem akuten Asthmaanfall befinden. Auf dieser Seite finden Sie in einer der Notfallsituation angemessen kurzen Form die nötigen Gegenmaßnahmen.

Eines vorweg: Wenn Sie über kein Medikament verfügen oder wenn alle unten aufgeführten Maßnahmen zu keiner Besserung führen, zögern Sie nicht, unverzüglich den behandelnden Arzt oder das nächstgelegene Krankenhaus aufzusuchen!

Wenn Sie nach der medikamentösen Notfallbehandlung keine Besserung verspüren, nehmen Sie schnell ärztliche Behandlung in Anspruch!

In welcher Reihenfolge müssen Sie beim Asthmaanfall vorgehen?

1. Inhalieren Sie aus ihrem Asthmaspray 2 bis 4 Sprühstöße, wenn möglich über eine Inhalierhilfe, die den Srühnebel gleichmäßiger verteilt. Warten Sie 2 bis 4 Minuten, ob sich die Beschwerden bessern.

2. Inhalieren Sie nochmals 2 Sprühstöße und trinken Sie gleichzeitig 1 Ampulle Theophyllinlösung. Theophyllintropfen, im Handel als Solosin®-Tropfen oder Euphyllin Quick®-Lösung oder Perasthman®-Kautabletten haben denselben Effekt. Warten Sie nochmals 2 bis 4 Minuten, ob die Beschwerden abklingen.

3. Zeigt sich nach diesen Maßnahmen keine Besserung, begeben Sie sich unverzüglich in ärztliche Behandlung.

Wenn die Beschwerden nachlassen, ist zunächst das Schlimmste überstanden. Wenn weiterhin Atemnot besteht, sollten Sie vorsichtshalber 20 bis 40 mg Kortison als Tabletten einnehmen.

Das Kortison hat zwar keine Sofortwirkung, verstärkt jedoch nach etwa 2 bis 4 Stunden die Wirkung der bereits eingenommenen Medikamente. Kontrollieren Sie in

Ein kortisonhaltiger Spray hilft im Anfall überhaupt nichts, jeder Versuch ist zwecklos!

allen Phasen Ihre Lungenfunktion mit dem Peak-Flow-Meter. Als Asthmapatient ist Ihnen dieses Gerät mit Sicherheit bekannt. Für alle anderen Kranken wird seine Funktionsweise und Bedienung im Kapitel „Was kann ich selbst tun?" ausführlich erklärt.

Wichtiges zur Asthmatherapie auf einen Blick

◆ Zur erfolgreichen Behandlung von Asthma oder chronischer Bronchitis stehen heute prinzipiell **bronchialerweiternde und antientzündliche Medikamente** zur Verfügung.

◆ Die größten Heilungschancen bestehen beim **allergisch bedingten Asthma**.

◆ **Bronchialerweiternde Medikamente** sind schnellwirkende Medikamente und eignen sich daher für Notfälle.

◆ Nur eine konsequente **antientzündliche Behandlung** – im Verbund mit bronchialerweiternden Mitteln – verspricht auf Dauer Erfolg.

◆ Das Medikament **Kortison** wirkt antientzündlich, antiallergisch und ausschließlich an der Bronchialschleimhaut.

◆ **Inhalativ verabreichtes Kortison** ist heute das entscheidende Hauptmedikament gegen Asthma. Es hat weniger Nebenwirkungen als Kortison in Tablettenform oder als Spritze.

◆ Die **Dosierung** und die Art der Anwendung von Kortison entscheiden in der Regel darüber, ob der Patient auch erhebliche Nebenwirkungen in Kauf nehmen muß.

◆ Eine falsche **Furcht** vor Kortison und seinen Nebenwirkungen kann einen Asthmapatienten das Leben kosten.

◆ Benutzen Sie Ihr **Asthmaspray** unbedingt regelmäßig, auch in beschwerdefreien Phasen.

Was bewirken Medikamente?

Auf den folgenden Seiten finden Sie eine Auflistung der wichtigsten und gebräuchlichsten Arzneimittel bei Asthma und chronischer Bronchitis. Verstehen Sie diese Liste bitte als eine grobe Orientierung, die keinesfalls den Rat Ihres Arztes ersetzen kann.

Antibiotika

Name	Handelsname	Charakteristikum
Doxycyline	Godadox®, Supracyclin®, Doxycyclin ratio®, Azudoxat®, Doxy CT®, Vibramycin® etc.	Gut wirksames Antibiotikum bei eitriger Bronchitis. Anwendung bei Kindern nur in Ausnahmefällen
Ampicillin / Amoxycillin	Amoxypen®, Amoxy CT®	Gut wirksames Antibiotikum, kann auch bei Kindern und in der Schwangerschaft eingesetzt werden
Chinolone	Ciprobay®, Tarivid®	Sehr gut und sehr stark wirksames Antibiotikum, vor allem bei eitriger Bronchitis. Keine Anwendung bei Kindern
Makrolitantibiotika	Erythromycin®, Rulid®, Zitromax®, Klazid®	Gute Wirkung bei eitriger Bronchitis. Kann auch bei Kindern eingesetzt werden
Cephalosporine	Grünchef®, Elobact®, Orelox®, Cephalexin®, Bidochef®, Globuchef®	Gute Wirksamkeit bei eitriger Bronchitis, kann auch bei Kindern eingesetzt werden
Penicillin	Baycillin®, Isocillin®, Megacillin®	Bei eitriger Bronchitis nur sehr eingeschränkt wirksam, daher nicht mehr Mittel der ersten Wahl. Kann auch bei Kindern und in der Schwangerschaft eingesetzt werden
Co-trimoxazol	Bactrim®, Eusaprim®, Kepinol®, Cotrim forte®	Sulfonamide mit nicht optimaler Wirkung bei eitriger Bronchitis, kommt daher nur noch selten zum Einsatz

Dosierung	Unerw. Nebenwirkungen
100–200 mg (1–2 Tbl. pro Tag), durchschnittliche Behandlungsdauer 7–10 Tage	Magenunverträglichkeit und sogenannte „Photosensibilität", d.h., während der Einnahme dieser Substanzgruppe keine Sonnenbäder!
3mal täglich 500–1000 mg, durchschnittliche Behandlungsdauer 7–10 Tage	Durchfälle, verhältnismäßig häufig Allergien (Hautausschlag)
400–500 mg pro Tag, durchschnittliche Behandlungsdauer 8–10 Tage	Gelegentlich Magenbeschwerden, selten Allergien
1mal täglich (Ausnahme Erythromycin) 150–300 mg, durchschnittliche Behandlungsdauer 3–7 Tage	Magenunverträglichkeit
250–500 mg täglich, durchschnittliche Behandlungsdauer 7–10 Tage	Durchfälle, allergische Hautreaktionen
Bis zu 3mal 1 Million Einheiten täglich	Allergische Hautausschläge, Durchfälle
2mal 500 mg pro Tag	Magenbeschwerden, Allergien, gelegentlich Blutbildveränderungen

91

Bronchialerweiternde Medikamente

Name	Wirkstoff	Darreichungsform

Beta 2-Sympathomimetika

Häufigste Nebenwirkungen: Beschleunigter Herzschlag (Tachykardie), Muskelzittern (insbesondere Händezittern), in höherer Dosierung Neigung zu Muskelkrämpfen

Name	Wirkstoff	Darreichungsform
Aerodur®	Terbutalin	Pulverinhalator
Alupent®	Orciprenalin	Inhalierlösung
Apsomol®	Salbutamol	Dosieraerosol
Arobendol®	Terbutalin	Dosieraerosol
Aroterol®	Fenoterol	Dosieraerosol
Bellasthman Medihaler®	Isoprenalin	Dosieraerosol
Berotec®	Fenoterol	Dosieraerosol, Pulverinhalator, Inhalationslösung
Bricanyl®	Terbutalin	Dosieraerosol
Bronchospasmin®	Reproterol	Dosieraerosol
Bronchospray®	Salbutamol	Dosieraerosol
Contimit®	Terbutalin	Dosieraerosol
Ethoscol®	Hexoprenalin	Dosieraerosol
Salmundin®	Salbutamol	Dosieraerosol
Sultanol®	Salbutamol	Dosieraerosol, Pulverinhalator, Inhalierlösung, Inhalationslösung
Zeisin®	Pirbuterol	nur als Autohaler®
Apsomol®	Salbutamol	Dosieraerosol
Aobendol®	Terbutalin	Dosieraerosol
Asthmocranit mono®	Terbutalin	Retardkapseln
Athenos®	Tolobuterol	Tabletten und Saft
Bambec®	Bumbuterol	Tabletten
Brelomax®	Tolobuterol	Tabletten und Saft
Butaliret®	Terbutalin	Retardkapseln
Butalitab®	Terbutalin	Tabletten
Contraspasmin®	Clenbuterol	Tabletten
Loftan®	Salbutamol	Tabletten
Onsukil®	Prokaterol	Tabletten
Salbulair®	Salbutamolsulfat	Autohaler, Tabletten, Injektionslösung und Infusionslösung
Spiropent®	Clenbuterol	Tabletten, Tropfen und Inhalationslösung
Terbuturmant®	Terbutalin	Retardkapseln
Terbutalin Mundipharma®	Terbutalin	Tabletten

Name	Wirkstoff	Darreichungsform

Lang wirksame Beta 2-Sympathomimetika
Häufigste Nebenwirkungen: wie bei Beta 2-Sympathomimetika

Name	Wirkstoff	Darreichungsform
Aeromax®	Salmeterol	Dosieraerosol und Pulverinhalator (sog. „Diskus")
Serevent®	Salmeterol	Dosieraerosol und Pulverinhalator („Diskus")
Foradil®	Formoterol	Dosieraerosol (in Deutschland noch nicht erhältlich)

Theophyllin
Häufigste Nebenwirkungen (dosisabhängig!): Unruhegefühl, beschleunigter Herzschlag (Tachykardie), Magenschmerzen, Sodbrennen, Schlaflosigkeit, bei Überdosierung Kopfschmerzen und Krampfanfälle

Name	Wirkstoff	Darreichungsform
Aerobin®	Theophyllin	Tabletten, Kapseln und Injektionslösung
Afonilum®	Theophyllin	Retardkapseln und Injektionslsöung
Afpret forte-Theo®	Theophyllin	Injektionslösung
Aminophyllin®	Theophyllin	Injektionslösung
Bronchoparat®	Theophyllin	Injektionslösung
Bronchoretard®	Theophyllin	Kapseln
Brontheo Depot®	Theophyllin	Kapseln und Klistier (für den Notfall)
Contiphyllin®	Theophyllin	Kapseln
Cronasma®	Theophyllin	Kapseln
Ditenate N®	Theophyllin	Tabletten
Duraphyllin®	Theophyllin	Kapseln und Injektionslösung
Eteophyl®	Theophyllin	Kapseln
Euphyllin®	Theophyllin	Injektionslösung, Infusionslösung, Kapseln, Zäpfchen und Tabletten
Euphyllin Quick®	Theophyllin	Brausepulver zur Notfallbehandlung
Euphylong®	Theophyllin	Kapseln
Euspirax®	Theophyllin	Tabletten
Flui Theophyllin®	Theophyllin	Kapseln
Perasthman®	Theophyllin	Kapseln und Kautabletten für den Notfall
Phyllotemp retard®	Theophyllin	Kapseln
Pulmidur®	Theophyllin	Tabletten
Pulmo-Timelets®	Theophyllin	Kapseln
Solosin®	Theophyllin	Tabletten und Tropfen (für die Notfallbehandlung), Injektions- bzw. Infusionslösung
Theolair®	Theophyllin	Tabletten
Theophyllard®	Theophyllin	Tabletten
Theophyllin retard Heumann®	Theophyllin	Tabletten
Theophyllin 300 Trom®	Theophyllin	Tabletten
Unilair®	Theophyllin	Tabletten und Injektionslösung
Uniphyllin®	Theophyllin	Tabletten und Injektionslösung

Name	Wirkstoff	Darreichungsform

Vagolytika
Häufigste Nebenwirkungen: Mundtrockenheit, beschleunigter Herzschlag (bei sehr hoher Dosierung)

Name	Wirkstoff	Darreichungsform
Arutropid®	Ipratropiumbromid	Dosieraerosol
Atrovent®	Ipratropiumbromid	Dosieraerosol, Pulverzum Inhalieren, Inhalationslösung
Ventilat®	Oxitropiumbromid	Inhalationspulver, Dosieraerosol, Inhalationslösung

Inhalative Kortisonpräparate
Häufigste Nebenwirkungen: Heiserkeit, Pilzbefall der Mundschleimhaut, in hoher Dosierung bei Kindern gelegentlich Wachstumsverzögerungen (voll rückgängig nach Absetzen des Medikaments)

Name	Wirkstoff	Darreichungsform
Aerobec®	Beclometason	Autohaler® und Dosieraerosol
Atemur®		Dosieraerosol und Pulverinhalator
Auxiloson®	Dexamethason	nur für spezielle Notfallsituationen erforderlich, kein „Routinemedikament" zur Behandlung von Asthma und chronischer Bronchitis
Becloturmant®	Beclometason	Dosieraerosol
Bronchocort®	Beclometason	Dosieraerosol
Flutide®	Fluticason	Dosieraerosol und Pulverinhalation
Inhacort®	Flunisolid	Dosieraerosol
Pulmicort®	Budesonid	Dosieraerosol und Pulverinhalator
Sanasthmax®	Beclometason	Dosieraerosol
Sanasthmyl®	Beclometason	Dosieraerosol und Pulverinhalator

Kortison Tabletten
Aufzählung der häufigsten Kortisonpräparate, die Aufzählung aller im Handel befindlichen Kortisonpräparate würde den Ramen dieser Liste sprengen
Häufigste Nebenwirkungen (dosisabhängig!): Gewichtszunahme, Hautveränderungen, Zuckerkrankheit, hoher Blutdruck, Trübung der Augenlinsen (grauer Star), Knochenentkalkungen (Osteoporose)

Name	Wirkstoff	Darreichungsform
Decortin / Decortin H®	Prednisolon	Tabletten und Injektionslösung
Urbason®	Methylprednisolon	Tabletten und Injektionslösung
Ultralan®	Fluocortolon	Tabletten
Volon®	Triamzinolon	Tabletten und Injektionslösung

Depotkortison
Häufigste Nebenwirkungen: (siehe Kortisonpräparate)

Name	Wirkstoff	Darreichungsform
Volon A®	Triamzinolon	Injektionslösung
Diprosone Depot®	Betametason	Injektionslösung
Urbason Depot®	Methylprednisolon	Injektionslösung

Name	Nebenwirkungen

Schleimlösende Medikamente
(die Aufzählung aller auf dem Markt befindlichen schleimlösenden Medikamente würde ein eigenes Buch erfordern, deswegen sind hier nur die Wirkstoffgruppen genannt)

Ambroxol	gelegentlich Übelkeit und Magenschmerzen
Acetylcystein	Magenschmerzen, gelegentlich Allergien

Schleimlösende Medikamente (pflanzliche Substanzen)
Häufigste Nebenwirkungen: gelegentlich Magenschmerzen, schlechter Geschmack

Name	Wirkstoff	Nebenwirkungen

Cromoglicinsäure
Häufigste Nebenwirkungen: Nach Inhalation gelegentlich Hustenreiz, sonst keine Nebenwirkungen bekannt

Acecromol®	Cromoglicinsäure	Dosieraerosol
Cromoglicin Heumann®	Cromoglicinsäure	Dosieraerosol
Cromolind®	Cromoglicinsäure	Inhalationslösung und Pulverinhalator
Cromolyn Fatol®	Cromoglicinsäure	Dosieraerosol und Inhalationslösung
Diffusyl®	Cromoglicinsäure	Inhalationslösung
DNCG Mundipharma®	Cromoglicinsäure	Dosieraerosol und Inhalationslösung
DNCG Trom®	Cromoglicinsäure	Dosieraerosol und Inhalationslösung
Duracromal®	Cromoglicinsäure	Dosieraerosol und Inhalationslösung
Flui DNCG®	Cromoglicinsäure	Dosieraerosol und Inhalationslösung
Intal®	Cromoglicinsäure	Dosieraerosol, Pulverkapseln und Inhalationslösung
Pulbil®	Cromoglicinsäure	Dosieraerosol und Inhalationslösung
Vividrin®	Cromoglicinsäure	Inhalationslösung

Nedocromil
Häufigste Nebenwirkungen: gelegentlich Husten nach Inhalation, unangenehmer bitterer Geschmack

Halamid®	Nedocromil	Dosieraerosol
Tilade®	Nedocromil	Dosieraerosol

Was kann ich selbst tun?

Medikamentöse Maßnahmen bilden den Schwerpunkt der Asthmabehandlung. Hier ist es für Sie als Patient unerläßlich, die mit dem Arzt besprochene Behandlung auch konsequent anzuwenden. Darüber hinaus können Sie auf allen Ebenen Ihrer Erkrankung vorbeugen. Kontrollieren Sie die Krankheit, versuchen Sie, Ihr Allergen zu meiden, beugen Sie Infekten vor, ändern Sie gegebenenfalls Ihre Lebensgewohnheiten! Der Grad Ihrer Eigeninitiative entscheidet mit, ob Sie den Krankheitsverlauf zusätzlich abmildern und sich Ihre Lebensqualität entscheidend verbessert.

Wie kann ich meine Krankheit kontrollieren?

Sie können eine Menge tun, um Ihre Erkrankung zu kontrollieren. Als erstes sollten Sie sich gut über Ihre Krankheit informieren, damit Sie den Schweregrad Ihres Asthmas einschätzen können. Gerade darin liegt das eigentliche Problem: zu erkennen, wie stark Ihre Lungenfunktion objektiv eingeschränkt ist.

Sicher kann Ihr behandelnder Arzt eine Lungenfunktionsprüfung vornehmen und damit den Schweregrad Ihrer Erkrankung näher bestimmen. Ihr Arzt kann aber nicht Tag und Nacht um Sie herum sein, so daß es durchaus zu schweren Atemnotszuständen kommt, die mit einer Lungenfunktionsprüfung nicht zu dokumentieren sind. Auch kann es für Sie schwierig sein, aufgrund Ihres persönlichen Eindruckes von der Schwere Ihrer Atemnot entsprechende medikamentöse Konsequenzen zu ziehen. Mancher schreckt davor zurück, so einfach die Medikamentendosis zu erhöhen. Glücklicherweise gibt es eine Methode, die Peak-Flow-Messung, mit der sie die Stärke Ihrer Atemnot feststellen können.

Wie funktioniert ein Peak-Flow-Meter?

Das Kennzeichen des Asthmatikers und chronischen Bronchitikers ist die erschwerte Ausatmung. Es ist Ihnen sicherlich aufgefallen, daß mit zunehmender Einengung der Bronchien die Fähigkeit nachläßt, kräftig auszuatmen. Im Zweifelsfall sind Sie nicht mehr in der Lage, eine Kerze auszupusten, die in 20 cm Entfernung vor Ihnen steht. Bei der Peak-Flow-Messung – der Name kommt aus dem Englischen und bedeutet Messung des Spitzenflusses – kann jeder Patient selbst feststellen, wie stark er ausatmen kann. Das entsprechende Gerät dazu, den Peak-Flow-Meter, gibt es in vielen Ausführungen, gemessen wird jedoch immer nur das gleiche, nämlich

Ein Peak-Flow-Meter mißt die Stärke der Ausatmung. Je stärker die Einengung der Bronchien, desto niedriger ist die Literzahl, die auf der Skala des Geräts angezeigt wird.

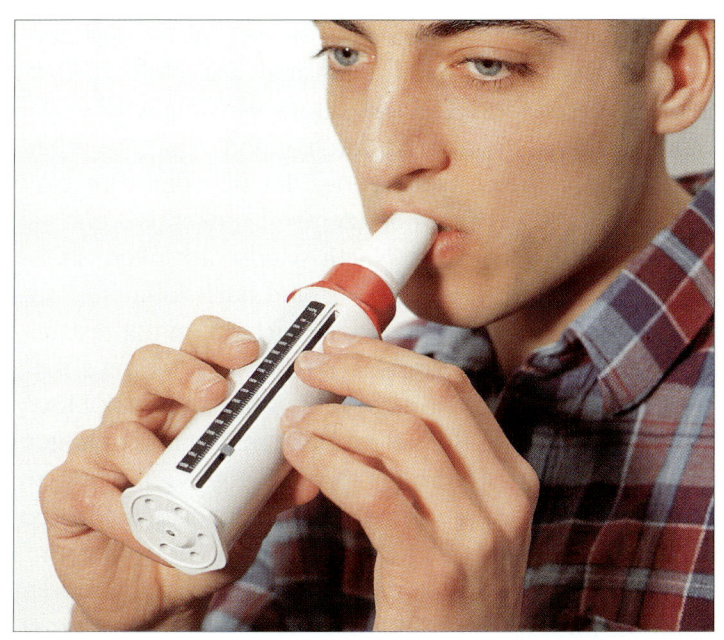

Ein Peak-Flow-Meter ist auch für junge Asthmapatienten leicht zu handhaben. Die Peak-Flow-Messung ist die ideale Möglichkeit zur Asthma-Selbstkontrolle.

die Stärke der Ausatmung. Dabei kommt es nicht darauf an, möglichst lange in das Gerät zu blasen, sondern möglich fest. Eine Skala mit der Maßeinheit Liter pro Minute zeigt die Stärke der Ausatmung an. Je stärker die Einengung der Bronchien, desto niedriger ist die Literzahl, die auf der Skala des Geräts angezeigt wird.

Wie führt man eine Peak-Flow-Messung durch?

Um korrekte Werte zu erhalten, handhaben Sie den Peak-Flow-Meter bitte so: Messen Sie möglichst immer in der gleichen Körperhaltung und halten Sie das Gerät waagrecht vor den Mund. Atmen Sie dann so tief wie möglich ein und halten Sie die Luft an. Öffnen Sie den Mund und umschließen Sie das Mundstück fest mit den Lippen. Dann atmen Sie mit aller Kraft aus und lesen den Meßwert ab. Wiederholen Sie das Einblasmanöver dreimal und halten Sie den besten Wert fest. Alle Geräte sind so gebaut, daß sie immer den besten Wert anzeigen, weshalb der Zeiger nicht jedesmal auf Null zurückgestellt werden muß. Die Peak-Flow-Messung wird in der Regel morgens und abends durchgeführt. Morgens erhält man normalerweise tiefe Werte, die sich dann im Lauf des Vormittags auf einen Spitzenwert umkehren, ehe sie gegen Abend und in der Nacht wieder absinken. Es ist aber auch ratsam, den Wert vor und nach Inhalation eines Asthmasprays zu notieren, da sich so immer feststellen läßt, ob das Spray noch ausreichende Wirkung zeigt.

Es wäre unsinnig, monate- oder jahrelang Peak-Flow-Tabellen zu führen. Bei einem stabilen Zustand genügen stichprobenartige Kontrollen, um die gute Verfassung zu dokumentieren. Außerordentlich wichtig, auch für den behandelnden Arzt, ist jedoch die Peak-Flow-Messung zur Kontrolle einer neuen Behandlungsmaßnahme oder wenn Veränderungen auftreten, die sich nicht in einer

Anhand des Ampelschemas können Sie mit einem Peak-Flow-Meter Ihr Asthma überprüfen.

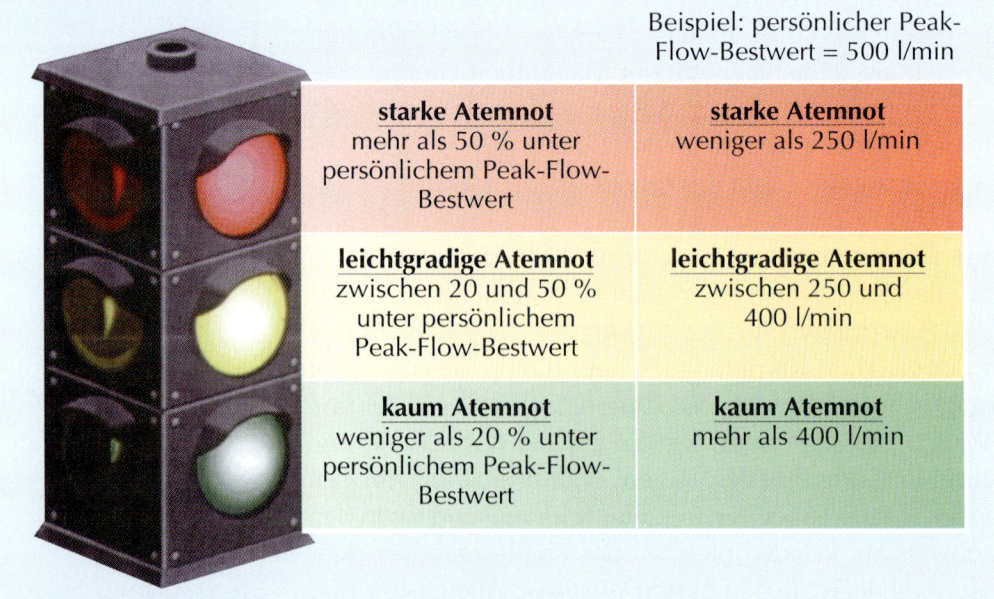

Beispiel: persönlicher Peak-Flow-Bestwert = 500 l/min

starke Atemnot mehr als 50 % unter persönlichem Peak-Flow-Bestwert	**starke Atemnot** weniger als 250 l/min
leichtgradige Atemnot zwischen 20 und 50 % unter persönlichem Peak-Flow-Bestwert	**leichtgradige Atemnot** zwischen 250 und 400 l/min
kaum Atemnot weniger als 20 % unter persönlichem Peak-Flow-Bestwert	**kaum Atemnot** mehr als 400 l/min

Lungenfunktionsmessung dokumentieren lassen, wie beispielsweise nächtliche Atemnot. Hier sind die Peak-Flow-Werte eine wesentliche Informationsquelle für den behandelnden Arzt, um daraus entsprechende Behandlungskonsequenzen zu ziehen.

Was zeigt das Ampelschema an?

Gut bewährt hat sich in diesem Zusammenhang das sogenannte Ampelschema. Zunächst wird in Zusammenarbeit mit dem behandelnden Arzt der persönliche Peak-Flow-Bestwert festgelegt. Hiermit sind die Peak-Flow-Werte gemeint, die bei optimaler Einstellung des Asthmas und beim bestmöglichen Befinden des Patienten gewonnen werden. Der persönliche Peak-Flow-Wert liegt bei schwerergradigem Asthma unter dem Normwert. Die Normwerte hängen von Geschlecht, Alter und Körpergröße ab und können Tabellen entnommen werden.

Weichen Ihre momentanen Peak-Flow-Werte weniger als 20 % vom persönlichen Peak-Flow-Wert ab, befinden Sie sich in der „grünen Zone". Sinken die Peak-Flow-Werte um mehr als 20 % ab und verspüren Sie gleichzeitig leichtgradige Atemnot, ist die sogenannte gelbe Zone erreicht. Hier ist Vorsicht angesagt, und es sollte Rücksprache mit dem behandelnden Arzt, auch telefonisch, erfolgen. Liegen die persönlichen Peak-Flow-Werte mehr als die Hälfte unter dem persönlichen Peak-Flow-Wert, befinden Sie sich in der roten Zone. Jetzt muß unverzüglich Kontakt mit dem behandelnden Arzt aufgenommen werden, da in der Regel bereits schwere Asthmasymptome vorliegen. Dies gilt auch, wenn Sie sich eigentlich gar nicht so schlecht fühlen!

Immer wieder ist zu beobachten, daß die persönliche Einschätzung des Patienten nicht zuverlässig ist und damit wertvolle Zeit versäumt wird, um entsprechende Behandlungsmaßnahmen zu ergreifen.

Führen Sie in gesundheitlich kritischen Phasen ein „Asthma-Tagebuch", in das Sie die Ergebnisse Ihrer Peak-Flow-Messung eintragen.

Nehmen Sie in der roten Phase unverzüglich Kontakt zu Ihrem Arzt auf, auch wenn Sie selbst Ihren Zustand noch nicht als bedrohlich einstufen!

Wie wird man vom Raucher zum Nichtraucher?

Auch wenn Sie an Asthma leidender Nichtraucher sind, lesen Sie bitte die nächsten Zeilen. Nichtraucher sind Passivraucher, und alles, was für Raucher gilt, ist – in abgeschwächter Form – auch für asthmakranke Nichtraucher zutreffend.

Als Raucher: Hören Sie mit dem Rauchen auf.

Als Nichtraucher: Meiden Sie Situationen und Orte mit hoher Zigarettenrauch-Konzentration.

Ein Patient mit Asthma oder chronischer Bronchitis riskiert durch Inhalation von Fremdrauch eine erhebliche Verschlechterung seiner chronischen Erkrankung. Daraus ergibt sich: Wenn an Raucher zunächst einmal der Appell zur völligen Einstellung ihres Lasters ergeht, gilt der zweite, weiterführende Rat sowohl den erfolgreich Entwöhnten als auch asthmakranken „Niemals-Rauchern": Meiden Sie Situationen und Orte, an denen Sie sich übermäßig starkem Zigarettenrauch aussetzen. Rauchen zählt, wie wir wissen, zu den Hauptsünden eines an Asthma oder chronischer Bronchitis Erkrankten.

Gleichzeitig zeigt das Entwöhnungsgebot sehr gut, was es bedeutet, unter dem Eindruck seiner Erkrankung seine Lebensgewohnheiten ändern zu müssen. Vielen ist der Griff zur Zigarette so in Fleisch und Blut übergegangen, daß der regelmäßige Nikotinstoß den Tagesablauf in viele kleine Minutenportionen unterteilt. Hier kann man nur raten: Stellen Sie sich darauf ein, Ihren Tagesablauf komplett umzuändern, und hören Sie unverzüglich mit dem Rauchen auf.

Welche Hilfsmittel gibt es?

Da ist zunächst einmal Ihr eigener Wille, mit dem Rauchen Schluß zu machen. Seien wir ehrlich miteinander: Wenn man wirklich will, wenn es denn wirklich sein muß, kann man ganz schnell mit dem Rauchen aufhören. Es gibt genügend traurige Beispiele von Patienten, die nach der Diagnose eines Lungenkrebses plötzlich keinen Appetit mehr auf eine Zigarette verspüren – leider zu spät. Es werden viele Hilfen angeboten, um aus einem Raucher einen Nichtraucher zu machen, wie beispielsweise Ohr-Akupunktur, Hypnose, Verhaltenstherapie.

Eine weitere Möglichkeit bietet das Nikotinpflaster. Hier wird über ein spezielles Pflastersystem dem Körper täglich eine bestimmte Menge Nikotin zugeführt, was das Verlangen nach einer Zigarette deutlich reduziert. Damit ist es tatsächlich vielen Patienten gelungen, das Rauchen zunächst einmal erfolgreich einzustellen. Eine Reihe dieser Patienten hat aber nach einiger Zeit das Rauchen wieder aufgenommen.

Die Nikotinpflaster müssen vom Arzt verschrieben werden. Die Kosten dafür müssen Sie selbst tragen. Dasselbe gilt für nikotinhaltige Kaugummis.

Grundsätzlich gilt: Jede Zigarette, die Sie weniger rauchen, ist für Sie ein Gewinn!

Was geschieht nach der Zigarettenentwöhnung?
▶ Rauchen ist die Ursache vermehrter Schleimproduktion. Bei vielen Rauchern verstärkt der Zigarettenrauch den Hustenreflex, so daß der angesammelte Schleim relativ rasch abgehustet werden kann. Nachdem mit dem Rauchen aufgehört wurde, entfällt der verstärkte Hustenreflex, so daß der Patient anfangs viel länger und mühevoller abhusten muß. Erfahrungsgemäß verschwinden die Probleme mit dem Abhusten des zähen Schleims im Laufe der Zeit. Inhalationen mit Salzlösungen können unterstützend wirken.

Können rauchende Eltern ihre Kinder schädigen?
▶ Es gibt gute wissenschaftliche Untersuchungen, die zeigen, daß die Kinder rauchender Eltern vermehrt an Asthma oder chronischer Bronchitis erkranken. Insbesondere dann, wenn eine familiäre Veranlagung für diese Krankheiten vorliegt.

Wie beugt man Infektionen des Bronchialsystems vor?

Immer wiederkehrende Infekte der Atemwege beziehungsweise der Nasennebenhöhlen sind für viele Asthmapatienten ein großes Problem. Gleichgültig, ob durch Viren oder durch Bakterien hervorgerufen, führen sie bei Asthmatikern immer zu einer Verschlechterung ihrer Krankheit. Oft sind diese Infekte nur durch eine antibiotische Langzeitbehandlung in den Griff zu bekommen. Wenn es sich aber um einen Virusinfekt handelt, sind auch Antibiotika wirkungslos. Die akute Bronchitis, eine Viruserkrankung, kann sich durch eine „aufgepfropfte" bakterielle Erkrankung verschlimmern. Die Bronchialschleimhaut wird dabei von Bakterien besiedelt, die ohne die virusbedingte Vorschädigung der Bronchien keine Erkrankung verursacht hätten.

Viele infektvorbeugende Maßnahmen werden empfohlen, die aber leider alle den Nachteil haben, daß sie einer exakten medizinischen Überprüfung nicht standhalten. So bleibt dem behandelnden Arzt häufig nichts anderes übrig, als für jeden Patienten individuell ein entsprechendes Vorbeugeprogramm zusammenzustellen.

Schnupfen, Grippe und Bronchitis führen bei Asthmatikern zu einer Verschlechterung ihrer Krankheit.

Welche Möglichkeiten zur Stärkung der Immunabwehr gibt es?

Zur Verfügung stehen aus dem Preßsaft von Pflanzen gewonnene Immunstimulanzien wie Echinazin® oder Esberitox®. Sie sollen eine Stärkung der Infektabwehr bewirken. Regelmäßig eingenommen, mögen diese Substanzen bei einigen Patienten tatsächlich diese Wirkung auslösen. Der Erfolg ist aber nicht überzeugend. Schädliche unerwünschte Wirkungen sind nicht bekannt.

Ein anderes Mittel sind Immunglobuline, die für einen Teil der Abwehrkraft des menschlichen Körpers verantwortlich sind. Führt man sie in Form einer intramuskulä-

ren Spritze (zum Beispiel Beriglobin®) regelmäßig zu, bewirken sie bei manchen Patienten erstaunliche Erfolge.
Allerdings sei auch hier nicht verschwiegen, daß einige
Patienten in keiner Weise darauf ansprechen. Als passive
Schutzimpfung können abgetötete Bakterien in Form von
Tabletten oder Kapseln eingenommen werden (Broncho-
vaxom®, Luivac®, Ribomunyl®). Es handelt sich hierbei
um die Bakterien, die am häufigsten eine Bronchitis und
eine Nasennebenhöhlenentzündung hervorrufen. Ähnlich einer Schluckimpfung soll der Körper eine Immunität
gegen die geschluckten Bakterien aufbauen. Damit ist bei
Kindern manchmal ein überraschender Erfolg zu erzielen, bei der Behandlung Erwachsener sind die Ergebnisse
allerdings enttäuschend. Abhärtungsmaßnahmen wie
Sauna, kalte Güsse oder Wechselbäder sind in Einzelfällen erfolgreich, stellen aber insgesamt auch kein Patent-
rezept dar. Verbindliche Empfehlungen können nicht ausgesprochen werden.

Vorbeugemaßnahmen sind wichtig. Es gibt aber keine Patentrezepte. Jeder Patient muß selbst entscheiden, welche Vorbeugemaßnahmen ihm am besten helfen.

Welche Vorsichtsmaßnahmen sind zu beachten?

Es gibt einige Verhaltensregeln, die Sie beherzigen sollten, um einem Bronchialinfekt aus dem Weg zu gehen
und so eine Verschlechterung ihres Asthmas zu riskieren.

Vermeiden Sie allzuengen Kontakt mit Menschen, die
offensichtlich an Schnupfen oder Grippe leiden. Vermeiden Sie ebenfalls größere Menschenansammlungen, hier
ist die Ansteckungsgefahr am größten. Denken Sie darüber nach, ob Sie sich einmal jährlich im Herbst gegen
Grippe impfen lassen wollen. Sie wären dann zwar
nicht gegen alle, aber immerhin gegen einige Grippe-
viren geschützt. Eine Grippeimpfung schützt Sie aber
nur vor Virusinfektionen, nicht vor bakteriellen Infektionen. Grippeschutzimpfungen sind aber vor allem für ältere Patienten schon deshalb sinnvoll, weil schwere Virusinfektionen auch tödlich ausgehen können.

Eine Grippeimpfung schützt nur vor Virusinfektionen, nicht vor bakteriellen Infektionen!

Ist allergiefreies Wohnen möglich?

„Theoretisch" ist es für einen allergischen Asthmatiker denkbar einfach, sich vor dem nächsten Anfall zu schützen: Man geht seinen Allergenen einfach aus dem Weg. Die Medizin nennt dies „Allergenkarenz". Im täglichen Leben ist dies oft nur annäherungsweise möglich oder ganz unmöglich, wenn das Allergen beispielsweise so weit verbreitet ist, daß es überall lauert.

Sehen wir zunächst einmal auf das unmittelbare Wohnumfeld. Viele Patienten leiden unter einer ganzjährigen Allergie, zumeist einer Hausstauballergie. Wie bereits beschrieben, handelt es sich bei der Hausstaubmilbe um einen „Mitbewohner", der bestimmte Lebensgewohnheiten und Lebensräume bevorzugt. Wenn es gelingt, diese Lebensräume einzuengen oder vollständig zu beseitigen, ist es tatsächlich möglich, den Hausstaubmilbenbefall einer Wohnung so zu verringern, daß kein Allergen mehr nachgewiesen werden kann.

Zusammenfassend kann man festhalten, daß es zwar mit großem Aufwand gelingt, eine Wohnung praktisch hausstaubmilbenfrei zu bekommen, dies aber mit teilweise so hohem Aufwand und so hohen Kosten verbunden ist, daß sich viele Patienten das nicht leisten können.

Allergenkarenz bedeutet, daß der Patient seinem Allergen, so gut er kann, aus dem Wege geht. In der alltäglichen Praxis ist dies mit hohem Aufwand verbunden.

Was kann man konkret tun?

Teppichböden und Teppiche sind die hauptsächlichen Brutstätten der Hausstaubmilben und müssen entfernt werden. Als Alternativen kommen alle Fußbodenbeläge in Frage, die sich feucht pflegen lassen, beispielsweise Kunststoff, Parkett oder Steinfußböden.

Alle Bettmaterialien einschließlich der Matratze müssen waschbar sein. Dafür gibt es spezielle Matratzensysteme, die in Einzelteile zerlegt bei 60° Celcius gewaschen werden können. Generell gilt, daß eine Hausstaubmilbe eine Temperatur von mehr als 60° Celcius nicht aushält. Das bedeutet, daß sich nach einer Wäsche mit entsprechender Temperatur keine Hausstaubmilben im Bettzeug mehr finden. Der Waschvorgang sollte alle zwei Monate wiederholt werden, da sich nicht ausschließen läßt, daß neue Hausstaubmilben eingeschleppt werden.

Als Alternative bietet sich ein Überzug für Bettzeug und Matratze an, der für Hausstaubmilben undurchlässig ist. Diese Überzüge können und sollen ebenfalls regelmäßig gewaschen werden (Allergocover, Firma Bencard). Vom Anschaffungspreis sind diese Überzüge etwa ebenso teuer wie eine komplett neue Bettausstattung mit waschbaren Materialien. Wer auf sein geliebtes Federbett eben nicht verzichten möchte, kann auf diese Alternative zurückgreifen.

Völlig frei von Hausstaubmilben sind nur Ledermöbel, welche allerdings in der Anschaffung sehr teuer sind.

Leider müssen Haustiere abgeschafft werden, wenn sie als Allergenquelle in Frage kommen. Danach muß eine gründliche Säuberung der Wohnung von Tierhaaren vorgenommen werden. Weiter sollten allergische Asthmatiker nach Möglichkeit keine Topfpflanzen in ihrer Wohnung halten, da in der Erde der Topfpflanzen häufig Schimmelpilzbefall nachweisbar ist.

Waschen Sie ihr Bettzeug bei Temperaturen über 60° Celcius. Hausstaubmilben vertragen diese Temperaturen nicht.

Sind chemische Mittel hilfreich?

Empfohlen wird gelegentlich auch eine Vernichtung der Brutplätze für Hausstaubmilben mit sogenannten Acariziden. Acarizide sind Insektenvertilgungsmittel, die speziell gegen Hausstaubmilben wirksam und als Pulver für Teppichböden und als Schaum für Möbel und Matratzen erhältlich sind. Umfangreiche wissenschaftliche Untersuchungen haben allerdings ergeben, daß eine Milbenfreiheit nach Behandlung der in Frage kommenden Wohnungen nicht erreicht werden konnte.

Was ist bei der Urlaubsplanung wichtig?

Eine Ausheilung durch Klimafaktoren gibt es nicht. Es lassen lediglich die Beschwerden nach.

Generell gilt hier: Fahren Sie in Urlaub dahin, wo Sie sich wohl fühlen! Ein zwanghaft wegen der Gesundheit durchgeführter Urlaub, der dann auch noch verregnet ist, schafft nur Ärger und Frustration. Alle Welt geht auf Reisen, warum nicht auch Asthmatiker und Bronchitiker? Achten Sie aber darauf, daß das Reiseziel dem Charakter der Erkrankung angepaßt ist. Feuchtes und kühles Klima wirkt ungünstig, während ein Aufenthalt in trockenem Klima und mit viel Sonne die Symptome in den Hintergrund treten läßt.

Allgemein kann man sagen, daß Asthmabeschwerden nach dem Prinzip der Allergenkarenz, der Vermeidung von Allergenen, sowohl an der See als auch im Gebirge nachlassen können. Eine Ausheilung durch Klimafaktoren gibt es aber nicht, allenfalls schwächt sich das hyperreaktive Bronchialsystem in seiner Reizantwort ab. Wenn Sie sich lange genug in sonnigem und trockenem Klima aufhalten, können Ihre Beschwerden ganz abklingen. Wenn Sie aber wieder nach Hause zurückkehren, tauchen Ihre Beschwerden nach und nach wieder auf.

Wo können sich Pollenallergiker erholen?

Empfehlenswert ist für Pollenallergiker ein Urlaub an der Nordsee. Viele Allergiker wissen das und fahren regelmäßig dorthin. Da der Wind an der Nordseeküste überwiegend vom Meer kommt, ist die Luft dort nahezu pollenfrei. Ehe es die Möglichkeit der medikamentösen Behandlung gab, war ein Seeaufenthalt oft die einzige Möglichkeit, einen Pollenallergiker zumindest eine Zeit lang beschwerdefrei zu halten. Der Nachteil dieser Urlaubsregion ist das bekanntermaßen sehr wankelmütige Wetter. Ein total verregneter Urlaub an der Nordseeküste ist nicht selten.

Was gehört unbedingt in die Reiseapotheke?

Die Hauptgefahr einer Reise liegt für einen Asthmatiker in einem akuten Asthmaanfall oder in einer akuten Bronchialinfektion. Es kann problematisch sein, nicht nur einen Arzt zu finden, sondern auch einen, der dieselbe Sprache spricht. Zudem werden Medikamente verordnet, deren Namen und unerwünschte Wirkungen nicht geläufig sind. Besser ist es also, man trifft selbst Vorsorge. In die Reiseapotheke gehören:

◆ 1 oder 2 **Asthmasprays** in Reserve, außerdem „eines am Körper, eines im Koffer", für den Fall eines Diebstahls oder versehentlicher Kofferumleitungen.

◆ **Theophyllin** als Tabletten und Tropfen.

◆ Ein **Antibiotikum** für den Fall einer eitrigen Bronchitis. Am besten ein erprobtes Antibiotikum, das bekannt ist und vertragen wird. Zu beachten ist, daß bei einigen Antibiotika als unerwünschte Wirkung eine vermehrte Empfindlichkeit gegenüber Sonnenlicht auftritt. Deshalb sollte in diesen Fällen bei Einnahme die Sonne gemieden oder ein anderes Präparat verordnet werden.

◆ So viel **Kortisontabletten**, daß wenigstens einmal ein sogenannter Kortisonstoß durchgeführt werden kann.

◆ Ein **Inhaliervorsatz**, der – trotz seiner Größe – einen Platz verdient.

◆ Wenn Sie an **Heuschnupfen** leiden, nehmen Sie noch ein Gegenmittel in Ihre Reiseapotheke auf. Ein schwerer Heuschnupfen kann den ganzen Urlaub verderben.

Pollenallergiker sollten während der heimischen Blühsaison idealerweise an die Nordsee oder in südliche Länder verreisen.

Als Alternative kommen für Pollenallergiker südliche Regionen und Länder wie Süditalien, Südspanien, Griechenland, Türkei und die Kanarischen Inseln in Frage. Dort ist die Gräser- und Getreideblüte nachweislich wesentlich kürzer, so daß auch hier mit einer weitgehenden Pollenfreiheit gerechnet werden kann.

Wenn Sie zu den Glücklichen gehören, die sich eine Kreuzfahrt auf hoher See leisten können: Auch hierbei werden Ihre Beschwerden gegen Null tendieren.

Das immer wieder zitierte Hochgebirgsklima ist für Pollenallergiker leider nur bedingt empfehlenswert, da man schon sehr hoch hinaus muß – in praktisch vegetationsfreie Zonen –, um dem Pollenflug zu entgehen. Auf jeden Fall sollte bei einer Pollenallergie der Urlaub möglichst auf die Hauptblühsaison zu Hause gelegt werden. So kann man nämlich dem heimischen Pollenflug gezielt entgehen.

Wo sind Hausstauballergiker beschwerdefrei?

Für Hausstauballergiker gilt, daß ein Urlaub in einer Höhe von mehr als 1500 Meter in der Regel eine hausstaubfreie Atmosphäre gewährleistet, da Hausstaubmilben die Höhenluft nicht mögen. Anders liegt der Fall, wenn Sie zu denen gehören, die sich ihre Hausstaubmilben von zu Hause mit dem Schlafsack oder im Kopf-

---

Wissenswertes über Flugreisen

Kommt es im Flugzeug häufig zu Asthmaanfällen?
▶ Nur extrem selten, wenn man nicht gerade neben einem Kettenraucher sitzt. Ihre Medikamente sollten Sie aber immer dabei haben.

Wann sollten Asthmatiker oder chronische Bronchitiker keine Flugreisen mehr unternehmen?
▶ Wenn die Erkrankung bei Ihnen so weit fortgeschritten ist, daß Sie unter chronischem Sauerstoffmangel im Blut leiden (Kennzeichen: blaue Lippen), sollten Sie eigentlich keine Flugreisen mehr unternehmen. Auf jeden Fall müssen Sie sich schon vor der Reiseplanung mit Ihrem Arzt besprechen.

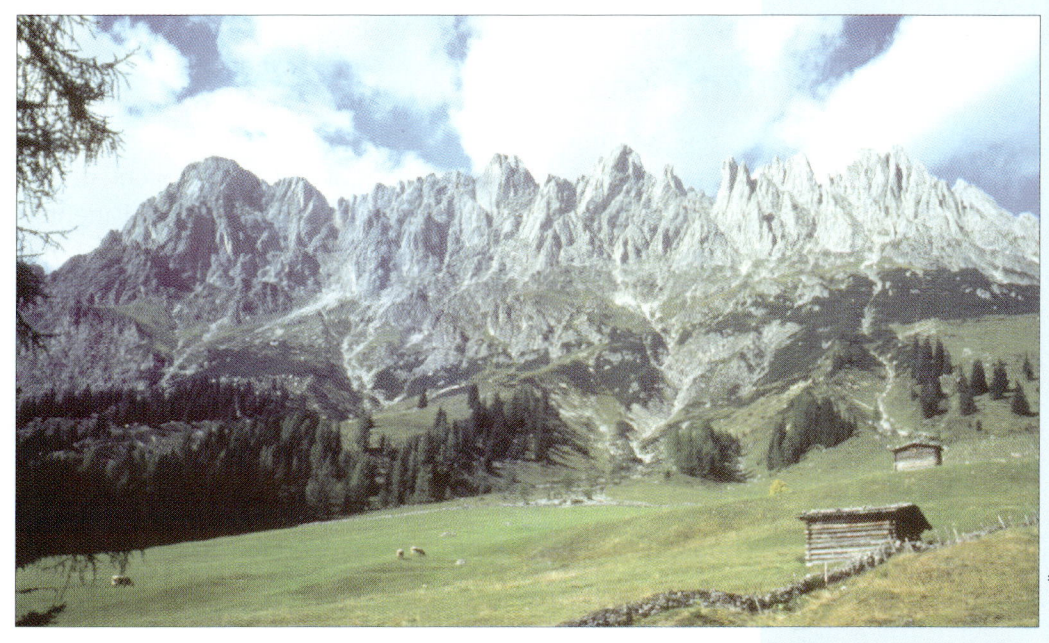

Bild: ÖFVW

Höhen über 1500 Meter ermöglichen Hausstaubmilben-Allergikern eine beschwerdefreie Urlaubszeit.

kissen mit in den Urlaub nehmen. Leidenschaftliche Wintersportler haben sicherlich bemerkt, daß es ihnen im Winterurlaub in größeren Höhen wesentlich besser geht als zu Hause im Flachland.

Wohin sollten chronische Bronchitiker am besten reisen?

Chronische Bronchitiker sollten ihren Urlaub am besten natürlich dort verbringen, wo das Risiko, an einer Erkältung oder einer eitrigen Bronchitis zu erkranken, möglichst gering ist. Deshalb empfehlen sich vor allem warme Regionen oder Ziele mit heißem und trockenem Klima.

Gegen Hochgebirgsurlaube ist im Sommer ebenfalls nichts einzuwenden, es sei denn, die chronische Bronchitis ist schon so weit fortgeschritten, daß Sauerstoffmangel im Blut vorliegt.

Chronische Bronchitiker mit Sauerstoffmangel sollten Höhen über 600 Meter meiden!

111

Wie sinnvoll sind Kurmaßnahmen?

Viele Asthmatiker oder chronische Bronchitiker fahren regelmäßig zur Kur und schwören auf diese Maßnahme. Tatsächlich ist bei den meisten auch eine Besserung ihrer Krankheit zu beobachten. Dabei spielt sicherlich auch eine Rolle, daß viele Patienten es genießen, einmal aus ihrer häuslichen Umgebung herauszukommen. Es kehren aber auch Patienten enttäuscht aus ihren Kurorten zurück, vor allem dann, wenn die Erwartung bestand, durch eine Kur geheilt zu werden. Keine chronische Bronchitis und kein Asthma bronchiale lassen sich durch eine Kur heilen!

Wo liegen die Vorteile einer Kur?

Moderne Asthma-Kurorte verfügen zunächst einmal über alle Möglichkeiten der Diagnostik, die Sie als Patient zusammen mit Ihrem Kurarzt ausschöpfen sollten. In der Regel sind die Kurkliniken mit den erfahrensten Fachleuten besetzt. Die Kurkliniken bieten in zunehmendem Maße eine integrierte physikalische und inhalative Therapie an. Hinter dem Stichwort „physikalische Therapie" verbergen sich Atemgymnastik, Bewegungsgymnastik, Bindegewebsmassagen, Muskelmassagen und Bewegungsbäder. Zusammen mit konsequenten Inhalationsanwendungen und dem Klima des Kurorts sorgen diese Maßnahmen in der Regel für einen befriedigenden Kurerfolg.

Einigen Patienten gelingt es, in der Kur den endgültigen Anlauf zum Nichtraucher zu unternehmen, zumal in den Kurkliniken auch Raucherentwöhnungsprogramme angeboten werden. Aufgrund der Struktur unseres Gesundheitssystems ist nicht immer eine optimale Auswahl des Kurortes gegeben, so daß Patienten gelegentlich in Kurorte geschickt werden, die einer Besserung ihrer Erkrankung wenig zuträglich sind. Dies läßt sich teilweise dadurch vermeiden, daß man den Kostenträger

Eine Heilung durch Kurmaßnahmen ist nicht möglich, dennoch bietet ein Kuraufenthalt vielfältige Möglichkeiten zur Linderung der Beschwerden und zur Aufklärung des Patienten.

vor Antritt einer Kurmaßnahme schriftlich um einen bestimmten Kurort bittet. Häufig wird dieser Bitte auch stattgegeben.

Erkundigen Sie sich bei der Auswahl Ihres Kurortes nach Programmen der Gesundheitsbildung, insbesondere der Patientenschulung, die aus Ihnen einen eigenverantwortlichen und aufgeklärten Patienten machen sollen. Viele Patienten lernen erst in der Kur, wie sie im Beruf und im Alltag mit ihrer Krankheit besser umgehen können.

Was bringt ein Wohnortwechsel?

Wer sich eine Heilung durch Klimafaktoren verspricht, mag, nachdem sich Urlaub und Kurmaßnahmen als untauglich erwiesen haben, auf die radikale Lösung eines Wohnortwechsels verfallen. Auch hier muß man leider mit Skepsis reagieren. Ein Wohnortwechsel zur deutlichen Besserung der Krankheit ist nur in wenigen Ausnahmefällen gerechtfertigt. Um so mehr, als häufig berufliche Probleme einen Wechsel des Wohnortes und damit des Arbeitsplatzes nicht ermöglichen. Viele Patienten, die sich von einem Wohnortwechsel Großes versprochen hatten, kehren nach ein paar Monaten enttäuscht zurück. Also Vorsicht mit allzu schnellen Entschlüssen! Probieren Sie im Zweifelsfall den neuen Wohnort erst einmal mehrere Wochen oder Monate aus. Nur so können Sie beurteilen, ob der positive Effekt, den sie vielleicht in den ersten Wochen verspüren, auch über längere Zeit anhält. Diese Empfehlung betrifft natürlich in erster Linie Rentner, die über Ihre Zeit frei verfügen können.

Wohnorte an der Nordseeküste, die sicherlich für berufstätige Pollenallergiker optimale Bedingungen bieten würden, haben meistens den Nachteil, daß dort der Beruf mangels geeigneter Arbeitsplätze nicht mehr ausgeübt werden kann, und scheiden somit von vorneherein aus.

Achten Sie bei der Auswahl des Kurortes auf Angebote zur Patientenschulung.

Wenn Sie sich nach reiflicher Überlegung für einen Wohnortwechsel entscheiden, testen Sie, wenn möglich, den neuen Wohnort über einen längeren Zeitraum!

Wie hilfreich ist eigentlich Atemgymnastik?

Von atemgymnastischen Übungen wird in der Regel zuviel erwartet. Zur alleinigen Behandlung von Asthma sind sie nicht geeignet, da sich Bronchien und Lunge nicht trainieren lassen. Richtig ist aber, daß man mit kleinen Übungen einen gewissen vorbeugenden Effekt erzielen kann.

Sinnvolle atemgymnastische Beiträge sind die „Lippenbremse" und Übungen, die auf eine Stärkung der Atemhilfsmuskulatur zielen.

Zu diesen Atemübungen gehört etwa die „Lippenbremse": Wie wir wissen, kann die Luft im Asthmaanfall zwar leicht eingeatmet, aber wegen der Bronchialverengung schwer wieder ausgeatmet werden, so daß eine Überblähung der Lungen entsteht.

Wenn Sie nun bei beginnenden Beschwerden mit zusammengepreßten oder gespitzten Lippen gegen Widerstand ausatmen, wird der Ausatemluft innerhalb der Bronchien ein gewisser Widerstand entgegengesetzt und ein Zusammenpressen der Bronchien vermieden. Man kann dann insgesamt, wenn auch langsam, besser ausatmen.

Es ist auch sinnvoll, die an der Atmung beteiligten Muskeln zu stärken. Da während des Asthmaanfalls, wenn die Lunge überbläht ist und das Zwerchfell sehr tief steht, keine Bauchatmung mehr möglich ist, kommt der Atemhilfsmuskulatur verstärkte Bedeutung zu.

Trainieren Sie also regelmäßig ihre Einatemmuskulatur und damit die Beweglichkeit des Zwerchfells.

Im folgenden sehen Sie einige Übungen:

Die erste erfolgt bei erschwerter Ausatmung und mit der sogenannten „Lippenbremse", die einsetzende Atemnot lindern kann.

Die zweite Übung erfolgt unter bewußter Mitbeteiligung der Bauchmuskeln.

Bei der dritten Übung geht es um das Ausatmen gegen einen Widerstand.

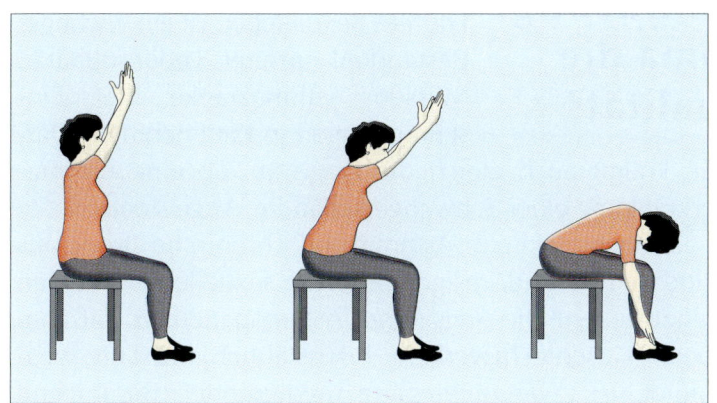

Übung 1
Heben Sie die Arme und atmen Sie tief ein. Mit der Ausatmung Arme und Oberkörper nach vorn beugen. Auf den Laut „ff" oder ein summendes „ss" (Lippenbremse) ausatmen. Während der Einatmung im Geiste bis zwei zählen, bei der Ausatmung bis vier.

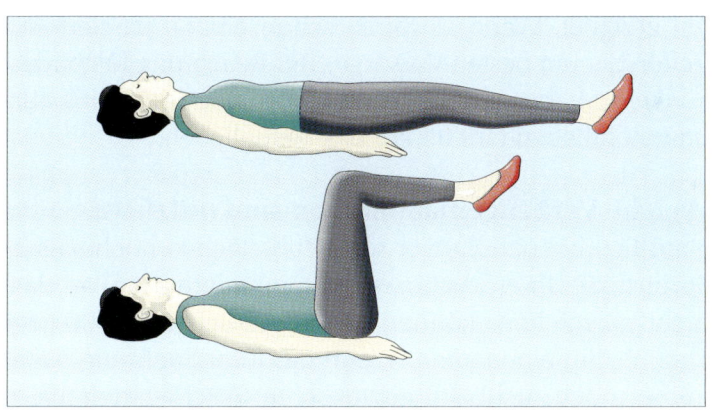

Übung 2
Atmen Sie auf dem Rücken liegend ein (Bauch soll sich vorwölben). Langsam ausatmen und angewinkelte Beine auf den Bauch drücken. Entspannen und wiederholen.

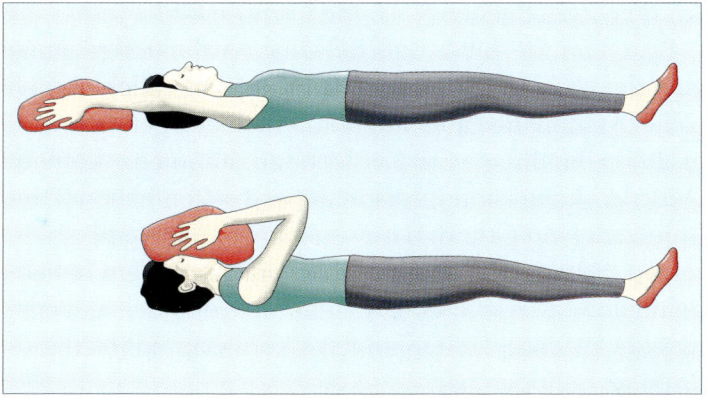

Übung 3
Nehmen Sie ein Kissen hinter den Kopf (Einatmen). Zur Ausatmung Arme nach vorn und in das Kissen ausatmen.

Beeinträchtigt Asthma die Sexualität?

Erfülltes Sexualleben ist ein wichtiger Bestandteil unserer Lebensqualität. Müssen Asthmakranke hier Einschränkungen in Kauf nehmen? Daran knüpft auch gleich die Frage an, ob eine Asthmaerkrankung einer Schwangerschaft im Wege steht.

Zunächst einmal: Asthma und chronische Bronchitis sind kein Grund, resignierend die sexuellen Aktivitäten einzustellen! Die Angst eines Asthmapatienten, daß ihm beim Geschlechtsverkehr buchstäblich die Luft wegbleibt, ist zwar nicht ganz unbegründet. Beruhigend kann jedoch gesagt werden, daß sich dieses nur sehr selten ereignet. Wenn es Ihnen schon einmal passiert ist, treffen Sie am besten Vorsorge. Bei Beachtung folgender Hinweise haben Asthma oder chronische Bronchitis nur unwesentlichen Einfluß auf das Sexualleben.

In der Sexualität sollte eher der gesunde Partner die Führungsrolle übernehmen.

Welche Vorbeugemaßnahmen sind nützlich?

Natürlich können Sie vor dem Zubettgehen nochmals 2 Sprühstöße Ihres Asthmasprays inhalieren, sollte das nicht ausreichen, können Sie zusätzlich 200–400 mg Theophyllin einnehmen. Wenn das Ihrer Erfahrung nach immer noch nicht die gewünschte Beschwerdefreiheit herstellt, nehmen Sie zusätzlich etwa 4 bis 6 Stunden vor dem Zubettgehen 5–10 mg Kortison ein.

Beachten Sie bitte, daß bei einer Asthmaerkrankung eher der gesunde Partner die Führungsrolle übernehmen sollte. Männliche Patienten befürchten gelegentlich, daß es bei Einnahme von Kortison zu Impotenz kommt. Diese Wirkung kann Kortison äußerst selten haben. Dies ist jedoch kein Grund, das Medikament panikartig abzusetzen. Statt dessen sollte ein Gespräch mit dem behandelnden Arzt stattfinden. Es hat sich nämlich gezeigt, daß der Wechsel auf ein anderes Kortisonpräparat dieses Problem behoben hat.

Gibt es Probleme im Falle einer Schwangerschaft?

Grundsätzlich ist eine Schwangerschaft kein Problem! Auch können und sollten alle Asthmamedikamente während einer Schwangerschaft weitergenommen werden, auch das Kortison. Schädigungen des ungeborenen Kindes durch Asthmamedikamente sind bisher nicht beschrieben worden. Im Gegenteil, ein weitverbreitetes Asthmamedikament, das Fenoterol-Berotec®, wird unter einem anderen Handelsnamen gegen vorzeitige Wehen eingesetzt, Kortison bei drohender Frühgeburt, um die Lungenreifung des Ungeborenen zu beschleunigen.

Manche Frauen setzen bei Eintritt einer Schwangerschaft ihre Asthmamedikamente ab, um vermeintlichen Schaden von der Leibesfrucht abzuwenden. Dies ist äußerst kurzsichtig, denn in der Regel kommt es zu einer Verschlechterung der Asthmasymptomatik und dadurch zu einer Gefährdung der Sauerstoffversorgung des Kindes. Nun erst droht dem Kind wirkliche Gefahr. Allerdings können einige Antibiotika in der Schwangerschaft nicht eingesetzt werden, da sie zu Schäden für das ungeborene Kind führen. Vor einer Schwangerschaft sollten Sie noch wissen, daß gerade allergisches Asthma vererbt werden kann. Die Möglichkeit zur Vererbung ist um so größer, wenn beide Elternteile Asthmatiker sind. Es wäre allerdings übertrieben, deshalb auf Ihren Kinderwunsch zu verzichten!

Schwangere sollten ihre Asthmamedikamente nicht absetzen. Ein Asthmaanfall schadet dem Kind mehr als alle Asthmamedikamente.

Bildet sich Asthma bei Schwangeren zurück?

Hartnäckig hält sich die Meinung, daß durch eine Schwangerschaft ein Asthma vollständig verschwinden kann. Bei leichtgradigen Asthmatikerinnen kann es in der Tat zu einer spontanen Besserung der Erkrankung kommen. In den meisten Fällen ändert sich jedoch an der Grunderkrankung überhaupt nichts.

Beruf und Sport – Was sollten Asthmatiker beachten?

Hier geht es um zwei Teilbereiche, denen wir einen gewichtigen Teil der Lebenszeit widmen, die wir nicht in den eigenen vier Wänden verbringen. Asthma oder chronische Bronchitis würden unsere Lebensqualität zusätzlich beeinträchtigen, wenn wir auf die Freude, die Selbstbestätigung und den Gesundheitseffekt verzichten müßten, die aus beruflicher oder sportlicher Betätigung erwachsen können. Es gibt auf beiden Gebieten einige Regeln, die bei Beachtung Risiken senken und Lebensfreude erhalten.

Welche Berufswahl ist für Asthmatiker nachteilig?

Berufe mit hohem Allergierisiko oder erhöhter Schadstoffbelastung sind für Asthmatiker absolut ungeeignet.

Sicherlich leuchtete es jedem vernünftigen Menschen ein, daß man einen Allergiker nicht einen Beruf erlernen läßt, der zusätzlich durch ein hohes Allergierisiko belastet ist. So ist es völliger Unfug, beispielsweise einen jungen Asthmapatienten mit einer Gräser- oder Getreidepollenallergie als Bäcker auszubilden. Auch Berufe, die zwangsläufig mit einer erhöhten Schadstoffbelastung der Atemluft einhergehen sind für Patienten mit Asthma oder chronischer Bronchitis absolut ungeeignet.

Wenn hier rechtzeitig die Weichen für eine richtige Berufswahl gestellt werden, erspart es dem jugendlichen Patienten viel Leid und vor allem einen oftmals schwierigen Berufswechsel.

Generell sind alle Büro- und Schreibtischberufe, auch Pflegeberufe für einen Asthmatiker oder chronischen Bronchitiker gut geeignet. Im Fall einer berufsbedingten Allergie ist vom behandelnden Arzt bei der Berufsgenossenschaft der Verdacht auf das Vorliegen einer Berufserkrankung anzuzeigen. Sollte sich der Verdacht bestätigen, wird die Berufsgenossenschaft den Patienten auf ihre Kosten umschulen.

Müssen Asthmatiker auf Sport verzichten?

Grundsätzlich schließen Asthma und chronische Bronchitis Sport nicht aus. Asthmatiker haben bei Olympischen Spielen sogar Goldmedaillen gewonnen. Sport macht nicht nur Freude, es verbessert auch die Lungenfunktion. Vor der sportlichen Betätigung kann 1–2mal ein Asthmaspray inhaliert werden, außerdem sollte das Spray jederzeit griffbereit sein. Ältere Patienten sollten langsam beginnen und keine Höchstleistungen von sich erwarten.

Leider ist der Irrglaube weit verbreitet, asthmakranke Kinder könnten nicht am Sport teilnehmen. Asthmakranke Kinder können jederzeit am Schulsport teilnehmen. Die Eltern solten sich mit dem Sportlehrer absprechen und ihn über die Erkrankung informieren. Zu vermeiden ist in jedem Fall, daß sich während des Sportunterrichts ein Asthmaanfall ereignet. Deshalb kommen hier vorbeugend Asthmasprays zur Anwendung, die das Kind etwa 5 Minuten vor der sportlichen Betätigung zusätzlich inhalieren sollte. Das gilt auch für Erwachsene. Auch gegen eine Teilnahme am Schwimmunterricht ist nichts einzuwenden.

Sport verbessert die Lungenfunktion. Asthmakranke Kinder können jederzeit am Schulsport teilnehmen, wenn sie vorher ein Asthmaspray inhalieren.

Welche Sportarten werden schlecht vertragen?

Ein Problem stellen Kampf- und Mannschaftssportarten dar, da hier häufig Leistungen abverlangt werden, die zu einem Asthmaanfall führen können, der dann in der Hitze des Gefechts zu spät bemerkt wird. Auch Wintersportarten können zu Problemen führen, prinzipiell jede sportliche Betätigung bei Temperaturen von unter 10° Celcius. Hier spielt die Reizwirkung kalter Luft gegenüber dem überempfindlichen Bronchialsystem eine Rolle. Am besten ist es auszuprobieren, welche Sportart für Sie mit den geringsten Atemschwierigkeiten verbunden ist. Grundsätzlich ist jede Sportart erlaubt.

Jeder muß für sich selbst herausfinden, welche Sportart am besten für ihn geeignet ist.

Welche Maßnahmen sind vor Operationen zu treffen?

Operative Eingriffe lassen sich naturgemäß niemals ganz vermeiden. Auch ein Patient mit Asthma oder chronischer Bronchitis wird gelegentlich in die Verlegenheit kommen, sich einer Operation unterziehen zu müssen. Dabei sind hier nicht Notfall-Eingriffe gemeint, sondern Operationen, deren Zeitpunkt vorhersehbar ist. Sie sollten in diesem Fall Ihre Asthma- oder Bronchitismedikamente unbedingt mit ins Krankenhaus nehmen, damit die Ärzte dort über Ihre Medikamenteneinnahme informiert sind. Im Zweifelsfall können Sie diese Medikamente nach der Operation unverändert weiternehmen, da im Krankenhaus häufig nicht die Medikamente vorhanden sind, an die Sie gewöhnt sind.

Gibt es erhöhte Narkose- oder Operationsrisiken?

Die modernen Narkoseverfahren sind zuverlässig und schonend. Jeder Narkosearzt wird Sie vor der Operation nach bestehenden Krankheiten befragen, so daß Sie ihn über Ihre Atemwegserkrankung informieren können. Er wird seine Narkosemaßnahmen danach ausrichten.

Dennoch ist das Risiko einer Inhalationsnarkose bei Patienten mit Asthma oder fortgeschrittener chronischer Bronchitis etwas größer als bei Gesunden. Sie sollten daher vorher mit dem Narkosearzt besprechen, ob der Eingriff nicht bei örtlicher Betäubung beziehungsweise mit einer sogenannten Rückenmarksnarkose durchgeführt werden kann. Dadurch können Sie die Belastung der Atemwege durch Narkosegase umgehen.

Insgesamt gesehen ist das Narkoserisiko bei Patienten mit Asthma oder chronischer Bronchitis nicht wesentlich erhöht. Eine Allergie gegen Narkosemittel ist selten. Das Operationsrisiko ist nur geringfügig erhöht, es sei denn, es werden Eingriffe an der Lunge durchgeführt.

Wichtiges zu Asthma und chronischer Bronchitis

◆ Kontrollieren Sie den augenblicklichen Schweregrad Ihres Asthmas unbedingt regelmäßig mit dem **Peak-Flow-Meter**. Ein Peak-Flow-Meter mißt die Stärke der Ausatmung.

◆ Hören Sie unbedingt mit dem **Rauchen** auf und meiden Sie Orte mit hoher Rauchkonzentration, denn auch Passivrauchen ist schädlich.

◆ Versuchen Sie unbedingt, Schnupfen, Grippe und Bronchitis aus dem Weg zu gehen.
Alle **Infektionen** der Atemwege verschlechtern nämlich Ihr Asthma.

◆ Meiden Sie bei allergischem Asthma möglichst Ihr **Allergen** (Allergenkarenz). Überprüfen Sie Ihr unmittelbares Wohnumfeld.

◆ Legen Sie bei allergischem Asthma Ihren **Urlaub** auf die heimische Hauptblühsaison und fahren Sie am besten an die Nordsee oder in sonnige und trockene Länder.

◆ Eine Ausheilung von Asthma und chronischer Bronchitis durch Klimafaktoren – auch durch **Kurmaßnahmen** – gibt es in der Regel nicht. Es lassen lediglich die Beschwerden nach. Nutzen Sie Kuren zur Patientenschulung.

◆ Als **Hausstauballergiker** können Sie in Höhen über 1500 Meter völlig beschwerdefrei Ihren Urlaub verbringen.

◆ Ein Asthmatiker sollte seine **Berufswahl** unter dem Gesichtspunkt des Allergierisikos und der Schadstoffbelastung am Arbeitsplatz treffen.

◆ Asthmatiker müssen natürlich nicht auf **Sport** verzichten. Vor dem Sport sollte ein Asthmaspray verwendet werden.

Anhang

In diesem Kapitel werden Fremdwörter oder Fachbegriffe aus der Lungen- und Bronchialheilkunde erläutert, wie sie beispielsweise häufig in Arztbriefen zu finden sind. Die Auswahl der Fachbegriffe beschränkt sich auf die Erkrankungen Asthma und chronische Bronchitis. Im Anschluß daran finden Sie Adressen, die Ihnen weiterhelfen werden, wenn Sie medizinische Ratschläge oder mehr Informationen über Ihre Krankheit benötigen. Das Register hilft Ihnen, schnell an die Informationen zu kommen, die für Sie von besonderem Interesse sind.

Was bedeutet was?

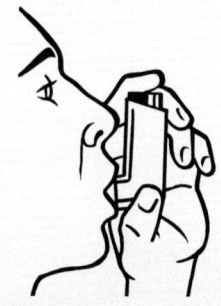

So wendet man den Spray mit Aerosol an.

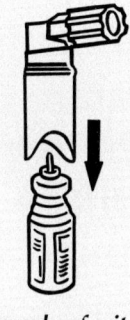

Spraykopf mit Wirkstoffbehälter

Aerosol: Feinvernebelte Flüssigkeits- oder Pulverteilchen, die luftgängig gemacht werden und damit inhaliert werden können.

Alveole: Kleinster Lungenabschnitt; in der Alveole findet der sogenannte Gasaustausch statt.

Anamnese: Krankheitsvorgeschichte.

Antigen: Substanz, die eine allergische Reaktion hervorrufen kann.

Apnoe: Atemstillstand.

Atelektase: Nicht mehr belüfteter Lungenabschnitt; in der Regel verursacht durch eine Verstopfung des zuführenden Bronchus, zum Beispiel durch einen Tumor oder einen Schleimpfropf.

Auskultation: Abhorchen mittels Hörrohr (Stethoskop).

Betasympathomimetika: Medikamente zum Erweitern der Bronchien.

Bronchialobstruktion: Einengung der Bronchien.

Bronchiektasie: Krankhafte Erweiterung der Bronchien, die dadurch entweder einen sackförmigen oder zylinderförmigen Umfang annehmen. Bronchiektasien sind entweder angeboren (sackförmig) oder im Laufe einer langandauernden chronischen Entzündung der Bronchien erworben.

Broncholytika: Bronchialkrampflösende Medikamente.

Bronchoskopie: Spiegelung der Bronchien, in der Regel mit einem dünnen fiberoptischen Gerät.

Bronchospasmus: Krampf der Bronchialmuskulatur.

Bulla: (lat.) Blase; findet sich häufig bei fortgeschrittenem Lungenemphysem.

Cardial: Vom Herzen ausgehend.

Compliance: Maß für die Lungendehnbarkeit; bei einer Lungenfibrose ist sie deutlich erniedrigt, bei einem Lungenemphysem deutlich erhöht.

Cor pulmonale: Schädigung der rechten Herzkammer, hervorgerufen durch eine Erhöhung des Blutdrucks im Lungenkreislauf.

Cushingsyndrom: Nach dem amerikanischen Internisten H. W. Cushing benanntes Phänomen, das bei einer langandauernden hochdosierten Cortisonbehandlung auftreten kann. Es äußert sich in einer sogenannten Stammfettsucht und einem Vollmondgesicht.

Diffusion: Eindringen von Sauerstoff aus der Lungenalveole in das Blut.

Distribution: Verteilung des eingeatmeten Sauerstoffs in der Lunge.

Dyskrinie: Krankhafte Eindikkung des Bronchialschleims und dadurch hervorgerufene Probleme beim Abhusten.

Dyspnoe: Atemnot.

Embolie: (Lungenembolie) Verschleppung eines Blutgerinnsels in die Lunge.

Emphysem: Krankhafte Lungenüberblähung mit hochgradigem Elastizitätsverlust der Lunge, häufig als Folge einer langandauernden chronisch obstruktiven Bronchitis.

Epithel: Speziell gebauter Haut- oder Schleimhautabschnitt an der Oberfläche eines Organs.

Flimmerepithel: Epithel an der Oberfläche der Bronchialschleimhaut.

Hyperkapnie: Krankhafte Erhöhung des Kohlendioxidgehaltes im Blut.

Hyperkrinie: Krankhaft vermehrte Schleimabsonderung im Bereich der Bronchien.

Hypertonie: (pulmonale) Krankhafte Erhöhung des Blutdrucks im Lungenkreislauf.

Hyperventilation: Willentliche oder unwillentliche krankhafte Beschleunigung der Atmung.

Hyposensibilisierung: Bewußte schrittweise Erhöhung der Allergenzufuhr, um so die Schwelle für eine allergische Reaktion abzusenken.

Hypoxämie: Sauerstoffuntersättigung.

Idiopathisch: Bezeichnung für eine Krankheit, deren eigentliche Ursache man nicht kennt.

Insuffizienz: Versagenszustand.

Intrinsisch (Intrinsic): Nicht allergische Asthmaform.

Irreversibel: Nicht mehr rückgängig zu machen.

Irritation: Reizung.

Karzinom: Krebs.

Kompensatorisch: Ausgleichend.

Konstant: Dauernd.

Lungenemphysem: Siehe Emphysem.

Lungenfibrose: Krankhafte Vernarbung der Lunge mit dadurch hervorgerufener Schrumpfung der gesamten Lunge und starker Atemnot, vor allem bei körperlicher Anstrengung.

Lungenstauung: Krankhaftre Rückstau des Blutes in die Lungenvenen und -arterien, typisches Zeichen einer fortgeschrittenen Herzschwäche.

Maximaler Fluß: (Spitzenfluß) Erreichbare höchste Geschwindigkeit des Luftstroms bei forcierter Ausatmung.

Mediatoren: Überträgerstoffe, die bei einer Antigen-Antikörper-Reaktion freigesetzt werden.

Mucus: Schleim.

Neoplasma: Bösartige Neubildung (Krebs).

Obstruktion: (lat.) Einengung

Peak-Flow: Siehe maximaler Fluß.

Peak-Flow-Meter: Mißt den Spitzenfluß des Luftstroms.

Perfusion: (lat.) Durchströmung (Mit Blut oder Luft).

Pleura: Rippenfell.

Residualvolumen: Die Menge Luft, die nach einer maximalen Ausatmung noch in der Lunge zurückbleibt.

Resistence: Siehe Atemwegswiderstand.

Reversibel: Rückgängig zu machen.

Spirometrie: Messung der Atmung.

Sputum: Auswurf.

Szintigraphie: Aufzeichnung der Teilchenstrahlung im lebenden Gewebe.

Tumor: (lat.) Geschwulst, wobei hier nicht immer ein bösartiges Geschwulst gemeint sein muß; es kommen auch im Bereich der Lunge gelegentlich gutartige Geschwulste vor.

Vitalkapazität: Die Menge Luft, die maximal ein- beziehungsweise ausgeatmet werden kann.

Zytologie: Wissenschaft, die sich mit den einzelnen Körperzellen beschäftigt. Wird im Sprachgebrauch jedoch für die Untersuchung von Körperflüssigkeiten beispielsweise auf Krebszellen verwendet.

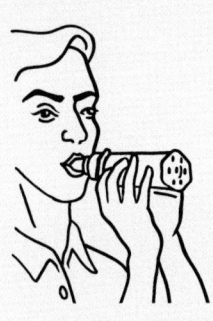

Peak-Flow-Meter

Wo finde ich weitere Hilfe?

**Allergie- und umwelt-
krankes Kind e. V.**
Westerholter Str. 142
45892 Gelsenkirchen
Tel.: (02 09) 3 05 30

**Arbeitsgemeinschaft All-
ergiekrankes Kind e. V.**
Hauptstr. 29
35745 Herborn
Tel.: (0 27 72) 9 28 70,
Fax: 92 87 48

**Deutscher Allergie- und
Asthmabund e. V.**
Ärztlich-wissenschaftliche
Beratungsstelle
Hindenburgstr. 110
41061 Mönchengladbach
Tel.: (0 21 61) 1 02 07,
Fax: 20 85 02

**Deutsche Atemwegsliga
e. V.** in der Deutschen Ge-
sellschaft für Pneumologie
Burgstr. 12
33175 Bad Lippspringe
Tel.: (0 52 52) 95 45 05,
Fax: 95 45 06

**Deutsche Atemwegsliga
e. V.**
Geschäftsstelle:
Obergasse 26 b
61203 Dorn-Assenheim
Tel (0 60 35) 8 91 90,
Fax: 8 91 96

**PAAR – Förderverein
Prävention – Allergie –
Asthma – Rehabilitation
e. V.**
Kuhlbacher Str. 30
51789 Lindlar
Tel. (0 22 66) 78 80,
Fax: 4 41 52

**Patientenliga Atemwegs-
erkrankungen e. V.**
Wormser Str. 81
55276 Oppenheim
Tel.: (0 61 33) 20 23,
Fax: 20 24

Sachregister